Seelentaumel

Der Weg durch (m)eine Borderline-Störung

Ramona S.

Für meine Männer

Inhaltsverzeichnis

Vorwort

Es scheint so, als wäre ein Einbrecher da gewesen. Ich weiß nicht, wann genau er da war, aber irgendwann muss es gewesen sein, denn als ich wieder zu mir kam, war das Chaos da. Alles lag herum … in einer Ecke lag das Lachen, in der anderen das Glück.

Irgendwer hatte sämtliche Schubladen durchwühlt und den Inhalt achtlos herausgeworfen. Die Schuld lag mir zu Füßen, die Angst direkt daneben. Dahinter die Wut, dann die Trauer und hinten, zusammengekauert, der Schmerz. Irgendwann standen alle Gefühle wieder auf und taumelten umher. Keiner wusste mehr so recht wohin er gehörte. Alle waren völlig verwirrt.

Das Glück lachte über den Schmerz, dieser wiederum spürte sich nicht mehr, und das erzürnte die bislang noch schweigende Wut. Die Trauer gab der Angst die Schuld, weil sie nicht weggelaufen war. Denn Flucht war doch ihre wichtigste und lebensrettende Aufgabe.

Das verunsicherte die Angst wiederum so sehr, dass sie von nun an beständig da war. Nichts durfte ihr jetzt mehr entgehen … und so wurde sie zu meiner treusten Begleiterin.

Aber was hatte der Einbrecher gestohlen, was hatte er gesucht? Lange Zeit wusste ich es nicht. Dann wurde es mir klar.

Er hatte die Liebe geraubt … in jener Zeit, die mir nun fehlt.

Unruhe ... lange meine Feindin,
besucht mich oft
mit langen, weiten Röcken,
unter denen ihre Kinder sich verstecken.
Sie kriechen hervor,
wenn ich den Rücken gewandt hab,
und versuchen mich zu holen.
Der Älteste, Angst,
ist stark und grausam.
Er springt auf meinen Rücken,
die Arme um meine Kehle,
schreit furchtbare Dinge in mein Ohr
und auf schnellen Füßen spring ich
aus dem Fenster,
schreiend die Straße hinunter
in das Dunkel der Nacht hinein ...
Und erst viel später kehre ich zurück,
weinend, allein.
Und willst Du mir helfen
wenn Angst mich im Griff hat:
Beweg Dich sanft als gingest Du
auf einen Schmetterling zu.
Mit warmen, ruhigen Augen,
bewahr Dein Gleichgewicht,
bleib raus aus meiner Panik,
und falls wir irgendwann
diesen sicheren Ort erreichen –
halt mich bloß fest.

Ellen Bass – Laura Davis – Trotz allem, Orlanda Frauenverlag

Ich sitze im Bad auf dem Deckel meiner Toilette und starre ins Leere. Eben war ich noch so wütend und enttäuscht. Jetzt sitze ich hier und merke, wie ich seelisch und emotional sterbe. Nichts ist mehr da, was mir helfen könnte! Fast nichts …

Mein Blick fällt auf den Badezimmerschrank. Ich weiß, da sind sie drin - meine Freunde. Extrem angespannt und mir in dieser Welt selbst fremd, stehe ich auf und öffne das Schränkchen. Sie lachen mich an und ich packe eine der Rasierklingen aus ihrem dünnen Papier.

Dann ziehe ich mich aus, setze mich in meine Dusche und lasse das warme Wasser laufen. Die Welt um mich herum wird immer verschwommener und irrealer. Gebannt schaue ich die blinkende Klinge an. Wie unter Zwang setze ich die scharfe Spitze auf meine Haut, lasse sie hineingleiten und ritze mir dann eine Wunde in das Fleisch. Es kommt Blut. Zwar spüre ich eine leichte Befriedigung, bin aber noch immer fern – weit weg in meiner eigenen Welt, die mich zu verschlingen droht. Ich schneide weiter – ich muss weiter schneiden, um zu überleben.

Die Schnitte werden tiefer und länger. Das Becken meiner Dusche färbt sich tiefrot. Regungslos sitze ich dort und schaue es voller Faszination an. Leben strömt wieder in meinen Körper und schwemmt die seelische Pein mit dem Blut hinaus. Die Schmerzen holen mich zurück und ich empfinde schon bald eine tiefe Erleichterung. Ich spüre mich wieder und fühle Freude. Ja, jetzt wird alles gut.

Während ich aufstehe und mich abdusche, fließt das Blut weiter in Strömen aus den klaffenden Wunden. Nun setzt mein Verstand endlich ein. Ich blute wie ein Schwein.

Mit einem Handtuch trockne ich mich ab, sofort ist es rot gefärbt und ich schnappe mir das Nächste. Schnell mache ich mir einen Druckverband. Innerhalb weniger Minuten ist er durchnässt.

»Ich muss ins Krankenhaus«, rast es durch meinen Kopf, während ich mich erneut verbinde. Nach langem Hin und Her siegt mein Verstand. Schließlich humple ich zu meinem Auto, setze mich hinein und fahre in die nächste Stadt. Ins ortsansässige Krankenhaus kann ich nicht, dort kennen mich alle. Während der Autofahrt spüre ich, wie mir das Blut in die Schuhe läuft. Nach 20 Minuten sitze ich in der Notaufnahme.

„Was ist passiert?", möchte der Pfleger wissen.

„Ich habe mich selbst verletzt", sage ich.

„Wobei?", fragt er.

„Sie verstehen mich nicht!", antworte ich. „Ich habe mich selbst verletzt."

Der Pfleger schaut mich verständnislos an, während der herbeikommende Arzt die Lage direkt durchschaut.

„Mein Gott, da haben wir ja was zu tun", äußert dieser.

„Ärgern Sie sich nicht, dass Sie dafür noch 10 € bezahlen müssen?"

Ich schweige.

„Haben Sie vor, das heute noch einmal zu machen?" Sein lächerlicher Versuch psychologisch auf mich einzugehen, geht ins Leere.

»Jetzt ja!«, denke ich.

„Nein", antworte ich.

»Warum kann er mich nicht leiden?«

Meine Seele beginnt von neuem zu schmerzen und ich schäme mich in Grund und Boden.

„Haben Sie eine Borderline-Störung?", fragt der Arzt.

Ich zucke mit den Schultern und schaue weg.

„Aha, ich verstehe", sagt er. „Wie bekommt man das eigentlich? Wird das vererbt?"

»Du Schwachkopf«, denke ich.

Mein Blick fällt auf seine Finger, die meine Wunden ungeschützt mit Desinfektionsmittel abtupfen.

„Nein, es ist ansteckend!", zische ich bitterböse.

Im ersten Moment sieht er mich verdutzt an, dann verfinstert sich seine bislang ausdruckslose Miene. Säuerlich spritzt er mir wie ein Rächer unsanft das Lokalanästhetikum und kontert: „Beißen Sie die Zähne zusammen! Aber ich denke, Sie sind das ja gewohnt - wenn ich Ihre Beine sehe!"

Jetzt muss ich weinen, gleichzeitig näht der Chirurg meine Schnittverletzungen. Meine Tränen fließen unaufhörlich weiter.

„Sind Sie in therapeutischer Behandlung?", erkundigt sich der Arzt schließlich.

„Ja."

Plötzlich kommt eine Krankenschwester herein und lächelt mich mitfühlend an. Aber für mich ist jedes Mitgefühl zu spät. Ich fühle mich schändlich, wie der letzte Dreck, und schäme mich unendlich. Neuer Druck baut sich auf, aber das Weinen erleichtert mich ein wenig. Außer meinem Schluchzen herrscht Totenstille. Ich höre nur, wie der Arzt die Fäden durch meine Haut zieht.

Als er mit seiner Arbeit fertig ist und den Verband anlegt, sagt er: „Es ist sicher besser, wenn Sie ein Psychiater sieht. Ich werde Sie vorerst einweisen."

Nun bekomme ich Panik und bitte ihn auf die Toilette gehen zu dürfen. Vorher zahle ich noch die 10 Euro. Unauffällig nehme ich meine Tasche, verlasse den Behandlungsraum und renne – renne um mein Leben, raus aus dem Krankenhaus, weg von einer Zwangseinweisung. Ich will nur noch nach Hause!

Eilig steige ich in mein Auto und brause verzweifelt in die Nacht. Das war knapp!

»Ob sie mich suchen werden? Ach was ...«

Zuhause angekommen, schlucke ich zur Beruhigung eine Diazepam-Tablette, falle ins Bett und bald darauf in einen traumlosen Schlaf. Als ich am nächsten Morgen vom Wecker aufschrecke, bin ich wieder ganz klar. Meine Schnittverletzungen schmerzen höllisch. Ich bin gezeichnet und voller Hämatome. Ausgelaugt schleppe ich mich ins Bad, ziehe mich an und gehe nur wenig später in aufrechter Haltung zur Arbeit. Ein neuer Tag hat begonnen und niemand wird etwas bemerken.

Wie alles begann

Selten hatte ich über meine Kindheit gesprochen oder das, was alles geschah, und wer ich eigentlich war. Stattdessen versuchte ich jahrelang mich anzupassen und so zu werden wie jeder ‚normale' Mensch in meinem Umfeld. Ein Leben anzunehmen, das mir im Grunde fremd war.

Obwohl es mir äußerlich gut gelang, fand ich keinen inneren Frieden und nicht die Zugehörigkeit, nach der ich mich so sehnte. Ich war unglücklich, fühlte mich oft verloren wie ein Geist, der nie zur Ruhe kommt. Gleichzeitig hatte ich das Gefühl nicht richtig zu leben, sondern nur zu existieren.

Als die Zeit meiner Vergangenheit schließlich meinen unruhigen Geist einzuholen drohte, biss sie sich fest wie eine Zecke, die ich mir achtlos von der Haut kratzte, um weiter herumzuirren. Erst viel später begriff ich, welch einen Schaden das anrichtete, denn das Gift ihres abgerissenen Kopfes bahnte sich einen gnadenlosen Weg durch meine Blutbahn.

Meine Geschichte begann an jenem verheißungsvollen Abend, als sich meine Eltern in spe zum ersten Mal begegneten. Es herrschte große Vorfreude auf den Besuch einer Discoveranstaltung, welche in dieser Zeit – Mitte der 70er – auf dem Lande äußerst rar waren, und demnach ein besonderes Highlight darstellten.

Unabhängig voneinander trafen meine zukünftigen Eltern dort ein und wurden lediglich durch ein peinliches Missverständnis aufeinander aufmerksam.

Mein Vater, als Frauenschwarm bekannt, gestikulierte am Tanzflächenrand wild mit den Armen, um ein fremdes Mädchen auf sich aufmerksam zu machen. Da diese junge Frau jedoch nicht reagierte, fühlte sich stattdessen meine 16-jährige Mutter geschmeichelt und von meinem Vater zum Tanz aufgefordert. Nachdem sie, in ihrer unerfahrenen Art, begeistert auf ihn zu stolzierte, beschloss mein irritierter Vater eben mit der ‚falschen Frau' zu tanzen. Es war pure Situationskomik. Doch meine Eltern, grundverschieden wie sie waren, verliebten sich schnell ineinander. Der Grundstein für meine spätere Existenz war gelegt!

Meine Mutter kam aus einem sehr konservativen Haus und hatte noch fünf Schwestern. Sie war das Nesthäkchen. In ihrem Elternhaus gab es strenge Regeln und Pflichten, deren Nichtbeachtung heftige Konsequenzen nach sich zogen. Konsequenzen in Form eines großen, bedrohlichen und kriegstraumatisierten Vaters, der, mit seiner riesigen Pranke schon ausholend, hinter der nächsten Tür lauerte.

Mein Vater war ein Rebell, der leider mit wenig Liebe aufwuchs. Als Ältester von drei Geschwistern trug er die angesagteste Mode. Er war beliebt, fuhr mit seinen Kumpels besoffen Auto und war der erste junge Mann, der es durchsetzte, heimlich im Elternhaus meiner Mutter zu übernachten. Diese Schande kam allerdings heraus, als eines Nachts das Bett meiner Mutter zusammenbrach und folglich das ganze Haus von diesem Gepolter wach wurde.

Meiner Mutter gefiel die Art meines Vaters und sie fühlte sich von dieser Freiheit, die er sich nahm, sehr angezogen. Allerdings kam es dadurch auch zu unzähligen Konflikten. Häufig brach er Regeln, war unzuverlässig und flirtete mit anderen Mädchen. Mehrere Male kam es zum Beziehungsabbruch. Als mein Vater eines Tages den Zaun vor dem Elternhaus meiner Mutter betrunken mit dem Auto umfuhr, verbot mein cholerischer Großvater seiner Tochter jemals wieder in den Wagen dieses unerhörten Menschen zu steigen.

Die Probleme waren zahlreich und größtenteils bedeutend gravierender als ein umgefahrener Gartenzaun oder ein zusammengebrochener Lattenrost. Doch allem zum Trotz rauften sich die beiden immer wieder zusammen.

Im Oktober des Jahres 1977 wurde meine Mutter mit mir schwanger.

Für meine Großeltern bedeutete das eine Katastrophe. Wie konnte man ein Kind bloß vor der kirchlichen Hochzeit zeugen???

Nach strenger christlicher Sitte musste in Windeseile geheiratet werden. Die Vermählung wurde jedoch durch eine akute Blindarmentzündung meiner Mutter verhindert. Es war ein Wunder, dass ich kleiner Embryo den Narkoseschock dieser Operation überlebt habe. Nach dem Eingriff blieben meine Herztöne fast 24 Stunden lang aus. Erst am späten Abend war wieder ein leichtes Klopfen am CTG zu hören.

Meine Mutter war durch diese Belastungen psychisch am Ende. Trotzdem stand sie kurze Zeit später mit einem dicken Babybauch und den Verbänden einer nicht heilen wollenden Blindarmnarbe vor dem Traualtar. Hinzu kam die Enttäuschung, dass sie meinem Vater als Braut nicht gefiel, da sie statt eines Hutes ‚nur‘ einen Schleier trug. Meine Mutter hatte wahrlich viele Demütigungen einzustecken!

Am 03. August 1978 erblickte ich, pünktlich zum Geburtstermin, das Licht der Welt.

Es war eine harte Geburt. Ich war ein stattlicher 8,5 Pfund schwerer Wonneproppen. Meine Mutter lag ewig in den Wehen und drückte meinem Vater mit ihren Fingernägeln blaue Flecken in die Arme. Als ich endlich aus ihr herausflutschte, vergaß sie sofort jeglichen Schmerz. „Die Glücksgefühle waren unbeschreiblich!", sind noch heute ihre Worte. Immer, wenn sie mir später davon erzählte, sprach sie von einem Wunder. Weniger wundervoll war es jedoch, dass ich ihr nur wenige Minuten nach der schwierigen Geburt entzogen wurde.

„Sie brauchen jetzt absolute Ruhe. Morgen ist auch noch ein Tag", war die Begründung der Ärzte und Schwestern.

Meine Mutter war bekümmert und konnte diese Entscheidung nicht verstehen. Da hatte sie neun Monate ein Kind in sich getragen,   es einen Tag lang auf die Welt gebracht, und nun lag sie von einer Minute auf die andere mit leeren Händen und leerem Bauch in einem leeren Krankenzimmer.

Am nächsten Tag waren ihre Augen geschwollen und blutig unterlaufen, da sie während der abschließenden Presswehen mehr Augen als Kind aus sich herausgedrückt hatte. Aber immerhin durfte ich jetzt endlich zu ihr.

Mein Vater hatte sich extra für uns einen neuen Pullover mit der Aufschrift ‚Forever' gekauft und war stolz auf seinen Nachwuchs. Doch dieser Stolz wurde von seinen Eltern, als sie ins Krankenhaus zu Besuch kamen, mit unbarmherziger Härte unterbunden. „Wie kannst du dich als frischgebackener Vater nur so anziehen?", beschimpften sie ihn. Sensibilität und Empathie waren nie die Stärken meiner Großeltern gewesen. Das Ansehen durch andere Leute hatte stets oberste Priorität!

Ich bekam den Namen Ramona. Die ersten Jahre meines Lebens verbrachten wir in einer kleinen, feuchten Wohnung. Meine Eltern hatten nicht viel Geld und jeder Groschen musste zweimal herumgedreht werden. Aber meine Mutter war stolz, endlich aus ihrem Elternhaus heraus zu sein und eine eigene, kleine Familie zu haben.

Ich erinnere mich an erste, sehr schöne Erfahrungen mit meinen Eltern. Mein Vater beschäftigte sich viel mit mir; wir bauten Buden im Bett, spielten Lego oder andere Dinge, die mir Spaß machten.

Doch er blieb weiterhin rebellisch und freiheitsliebend. Immer öfter war er bis spät in die Nacht mit seinen Freunden unterwegs und kam extrem betrunken nach Hause. Der Stress war vorprogrammiert. Die Ehe meiner Eltern kriselte zunehmend und mit ihr mein Seelenheil!

Meine erste, mich lähmende Erinnerung, kam in einer Nacht, als mich unüberhörbarer Lärm aus dem Schlaf riss. Meine Eltern fochten einen wilden Streit aus. Die Türen knallten und das Geschrei war ohrenbetäubend.

In völliger Dunkelheit lag ich in meinem Bettchen und konnte nicht einordnen, was um mich herum geschah. Alles, was ich hörte, waren Schimpfwörter und Drohungen.

Ich bekam große Angst und zog mir die Decke über den Kopf. Als das nicht half, hielt ich mir verkrampft die Ohren zu und betete: „Lieber Gott, mach, dass sie ganz schnell aufhören. Bitte!"

Unter diesen Streitereien, die in Zukunft immer wieder stattfanden, litt ich massiv. In meinem Kinderkopf wuchs mit der Zeit die furchtbare Phantasie, dass ich irgendwann meine Mutter tot auffinden würde. Dann traute ich mich nicht mehr aus meinem Bett heraus und durchlebte während dieser ausgelebten, verbalen Aggressionen, nachhaltige Qualen.

Beide diskutierten in solchen Streitereien lautstark ihre Trennung aus, weil es zwischen ihnen sowieso keine Liebe gäbe. Es fielen noch unendlich viele, schreckliche Worte, aber ich weiß heute, dass ich sie erfolgreich aus meinem Gedächtnis verdrängte. Meist schon am nächsten Tag hatte ich nur noch eine grobe Erinnerung an die Geschehnisse der Nacht. Ich wusste zwar, dass wieder etwas passiert war, konnte jedoch kaum etwas davon in meinem kleinen Gedächtnis abrufen. Es war wie ein Traum, aus dem ich erwachte, an dessen Klänge und Bilder ich mich jedoch nach dem Aufstehen nicht mehr erinnern konnte.

Fazit war: Meine Eltern trennten sich trotz ihrer wiederkehrenden Hasstiraden nicht. Ob das nun gut oder schlecht für mich war, mag ich heute nicht mehr beurteilen. Damals wäre es für mein kindliches Verständnis ein Weltuntergang gewesen, Mama und Papa nicht mehr zusammen zu sehen.

Indessen steigerte sich in meinem Vater ein erhebliches Aggressionspotenzial. Anfangs rutschte ihm ‚nur in Stresssituationen die Hand aus. Nach und nach verstärkte sich seine Gewalt und schon bald grenzte sie sich von einem banalen Klaps auf den Po deutlich ab.

Das Spielen im Bett machte mir längst keinen Spaß mehr. Mein Vater war für mich in recht kurzer Zeit zu etwas Unberechenbarem geworden. Er gewöhnte sich die Eigenart an, mir mit Vorliebe die Luft abzudrücken. Wenn ich im Bett lag, presste er mir immer wieder ein Kopfkissen ins Gesicht und nahm mir damit sämtliche Luft zum Atmen. Ich schrie um mein Leben!

Er ließ nicht locker. Im Gegenteil, er drückte so fest zu, bis ich keine Luft mehr zum Schreien hatte und kurz vor einer Ohnmacht stand. Das machte er immer und immer wieder!

Bei jeder dieser Attacken war ich davon überzeugt: »Jetzt ist es aus, dieses Mal bringt er dich um!«

Quasi im letzten Moment ließ er von mir ab. Wie ein Fisch auf dem Land schnappte ich nach Luft. Daraufhin lachte mein Vater schadenfroh. Ich fühlte mich erbärmlich!

Als ich sieben Jahre alt war und in die Schule kam, zogen wir innerhalb des Ortes in eine größere, schönere Wohnung. Meine Mutter nahm eine Putzstelle in einer Arztpraxis an. So war ich dreimal wöchentlich nachmittags bei meiner Oma, die auf mich aufpasste. Stets war ich gerne bei ihr; sie schmierte mir Brote mit Zucker, wie es sie im Krieg gab, und war immer liebevoll zu mir.

Oft war auch meine gleichaltrige Cousine dort. Wir tobten viel im Garten herum und genossen es, Kinder zu sein. Es war kein Vergleich zu meinem Zuhause, wo ich häufig alleine war und die Streitereien anhören musste.

Da ich keine Geschwister mehr bekam, blieb ja all das Wissen allein an mir hängen. Immerzu wurde mir eingeimpft, dass die Dinge, die Zuhause geschahen, nichts für die Ohren anderer Menschen seien und ich mich bloß hüten sollte, etwas auszuplaudern.

Eines Nachts eskalierte abermals ein Streit zwischen meinen Eltern. Geschrei und Lärm im ganzen Haus!

Die Türen wurden zugeschlagen und gleich darauf wieder aufgerissen. Ich nahm all meinen kindlichen Mut zusammen und stieg tapfer aus dem Bett. Der Krach führte mich in die Küche. Als ich über die Türschwelle schritt, sah ich, wie mein Vater meiner Mutter einen wuchtigen Tritt in den ‚Allerwertesten‘ verpasste. Regungslos blieb ich stehen. Als mein Vater mich sah, verließ er fluchend den Raum.

„Verschwinde sofort wieder in dein Bett!", schimpfte meine Mutter mit verborgenen Tränen in den Augen.

Ich war fassungslos und die Angst stand mir buchstäblich im Nacken. Doch ich gehorchte folgsam und schlich in mein Bett zurück. Dort lag ich die ganze Nacht – wie erstarrt.

Die Horrornächte und ihre bedrohliche Dunkelheit nahmen kein Ende. In einer weiteren Nacht wurde ich wach, weil ich meine Mutter weinen hörte. Sie saß alleine in der Küche. Mein Vater hatte sich mit einem Freund aus dem Staub gemacht. Auf einem Schmierzettel hatte er ihr banal mitgeteilt, dass er in Frankreich sei. Nun saß sie wie ein verlassenes Häufchen Elend auf der Eckbank. Ich wollte sie trösten und in den Arm nehmen, denn ich verstand überhaupt nicht was hier passierte, fühlte nur den schrecklichen Schmerz meiner Mutter.

Aber sie schupste mich fort. „Was willst du denn schon wieder hier?", fragte sie mich schroff. „Geh sofort in dein Bett!" Und ich gehorchte abermals.

Als Kind zweifelt man nicht an, was die Eltern tun. Mama und Papa sind die ersten großen Vorbilder, denen man Respekt zollt und die man bedingungslos liebt. Auch, wenn ich es nicht nachvollziehen konnte, was in unseren vier Wänden geschah, so musste es doch bestimmt seine Richtigkeit haben.

Am nächsten Tag packte meine Mutter ein paar Sachen zusammen und wir übernachteten zwei Nächte bei ihrer Zwillingsschwester. Am dritten Tag tauchte mein Vater wieder auf – reumütig und besoffen.

Es war eine ‚Neverending Story' und deshalb nur eine Frage der Zeit, bis der Rebell wieder verschwinden wollte. Ich weiß noch, wie er sich im Treppenhaus schon die Schnürsenkel zuband und meine Mutter im Hintergrund herumschrie.

Panisch lief ich dazwischen und warf mich vor ihm auf die Knie. „Bitte bleib hier!", flehte ich ihn an.

Er stand jedoch auf, stürmte hinaus und schlug die Haustür so fest hinter sich zu, dass die komplette Glasscheibe aus der Fassung zu Boden schmetterte. Verzweifelt saß ich in dem riesigen Scherbenhaufen, während er wütend die Straße hinunterlief. Überraschenderweise kam er kurze Zeit später zurück. Aber fortan redeten meine Eltern tagelang nicht mehr miteinander.

Eine beklemmende Stimmung hielt Einzug.

Meine Ängste verlassen zu werden, wurden sehr groß. Immer, wenn meine Eltern das Haus verließen, durchlitt ich Qualen und war fest davon überzeugt, irgendwann für immer allein zu sein. Ich litt dadurch schon früh unter starken Schlafstörungen. Nächtelang lag ich wach, lauerte auf Geräusche und hörte die Kirchturmglocke, wie sie jede Viertelstunde unbarmherzig schlug. Es war grausam!

Jeden Morgens um sechs Uhr fuhr meine Mutter ihren Mann zur Arbeit. Die Angst, dass ich irgendwann aufwachen und keine Eltern mehr haben könnte, war erdrückend. Deshalb stand ich täglich zur selben Zeit in aller Frühe auf, kauerte mich hinter das Fenster, welches mir Ausblick auf die Straße bot, und wartete so lange, bis unser Auto wieder um die Ecke bog. Meine Mutter kam heim. Dem lieben Gott galt mein Dank. Sie hatte mich weder im Stich gelassen, noch war sie verunglückt. Erleichtert und glücklich huschte ich wieder in mein Bett und genoss das Geräusch des Haustürschlüssels, als er im Schloss umgedreht wurde.

In der Schule war ich, meinen frühen Schlafstörungen zu Folge, oft unkonzentriert und müde. Meine Noten waren zu der Zeit trotzdem gut und nach vier Jahren Grundschule wechselte ich auf die Realschule.

Meine Mutter entwickelte indessen einen extremen Putzfimmel, litt unter Zwängen und wurde zunehmend launischer und unzufriedener. Um ihren Willen durchzusetzen und mich gefügig zu machen, griff sie zu erpresserischen Methoden. Sie war sich meiner Angst durch die Macht meines

Vaters durchaus bewusst. Somit war es ein Leichtes für sie, mich immer wieder damit unter Druck zu setzen.

„Wenn der Papa kommt … Du weißt ja was passiert, wenn du nicht hörst!", waren ihren ständigen Sprüche.

Und das Schlimme war, sie behielt damit Recht.

„Gleich gibt`s Schläge!" So hätte es eher heißen müssen!

Wenn sie ansonsten auch auf hilflose und schroffe Weise versucht hatte, mich von den eigenen Problemen und den Aggressionen meines Vaters fernzuhalten, so schützte sie mich jetzt keinen Zentimeter mehr. Im Gegenteil!

Sie lieferte mich regelrecht aus. Wenn ich etwas getan hatte, was ihr missfiel, zum Beispiel meine Hausaufgaben unordentlich waren, musste ich solange in mein Zimmer, bis mein Vater von der Arbeit heim kam. Heute frage ich mich: »Was ist für jemand Zwanghaften ordentlich?«

In dieser Zeit startete ich unzählige Rettungsversuche, indem ich mich entschuldigte, sie anflehte oder ihr Bilder malte. Ich hatte panische Angst!

Doch meine Mutter ließ sich durch meine angstgesteuerten, kindlichen Manipulationen nicht erweichen. Selbst, wenn sie entnervt antwortete: „Es ist jetzt gut, ich sage deinem Vater nichts!", hatte sie mich wegen ihrer ersehnten Ruhe belogen.

Kam mein Vater heim, stand ich lauschend an der Kinderzimmertür. Schon nach fünf Minuten hörte ich, wie sich meine Mutter in übertriebener Weise über ihr ungezogenes, böses Kind ereiferte. Meistens reizte ihn das extrem und er wurde aggressiv. „Wo bist du?", brüllte er nach mir.

Vor lauter Panik konnte ich keine Antwort geben. Im nächsten Augenblick polterte er die Treppe hinauf und stürzte wütend in mein Kinderzimmer. Er schrie mich an und bedrohte mich. „Wie erbärmlich du doch bist!" Meistens schlug er auf mich ein.

Meine Mutter berührte das nie; sie war davon überzeugt, dass ich derartige Strafen verdient hatte. So verriet sie mich unzählige Male. Während der ‚Exekutive' blieb sie still in der Küche sitzen.

Meine Mutter schlug mich nicht. Ein einziges Mal lief sie hysterisch mit einem Kochlöffel hinter mir her. Das Drama endete für mich unter dem Kinderbett und für sie in einer Blamage. Beim Versuch hinter mir her zu kriechen, blieb sie zwischen Bett und Teppich stecken und wedelte verzweifelt mit dem Kochlöffel in der Hand herum. Den physikalischen Gesetzen und Grenzen galt mein Dank.

Neben seinen unverblümten Aggressionen hatte mein Vater einen ziemlich makaberen Humor, den ich überhaupt nicht verstehen und einordnen konnte. Eines Tages stand er mit einer Pistole vor mir, die wie ein echter Revolver aussah. Als er abdrückte und ein Feuer aus der Öffnung schoss, sah ich buchstäblich mein Ende vor den Augen. Er lachte daraufhin laut, faselte etwas von ‚Schreckschusspistole' und fand meinen blassen, panischen Gesichtsausdruck urkomisch.

Darüber konnte ich nicht lachen. Stattdessen quälte ich mir ein peinliches Grinsen ins Gesicht. Ich hatte wirklich geglaubt, dass er mich erschießt. Wie sollte ich bei ihm auch wissen, was er ernst und was er scherzhaft meinte?

– Ich bin etwa zehn Jahre alt und spiele mit einer Mitschülerin in der Nähe unseres Hauses. Mein Vater kommt von der Arbeit heim und begegnet uns auf der Straße. Erfreut begrüße ich ihn. Aber er schaut mich nur finster an, richtet dann seinen Blick auf meine leicht verschmutzte Hose und sagt tonlos: „Komm sofort nach Hause! Du bist das letzte Schwein!"

Gelähmt vor Schreck schicke ich sofort meine Spielgefährtin fort. Die Lage ist mir peinlich. Ich fange an zu zittern und will nicht, dass sie noch mehr mit anhört. Benommen mache ich mich auf den Weg nach Hause und klingle voller Angst an unserer Haustür. Als habe mein Vater schon auf mich gelauert, reißt er die Tür auf und zerrt mich gewaltsam am Arm in die Wohnung. Er schlägt mir mit voller Wucht ins Gesicht und immer wieder auf die Beine. Dazu brüllt er eine Palette übelster Demütigungen. Anschließend jagt er mich durchs halbe Haus, bis in mein Zimmer hinauf, wo ich dann zu bleiben habe.

Entkräftet und völlig taub kauere ich mich in eine Ecke und liege dort eine halbe Ewigkeit. Ich weiß nicht mehr, was ich fühle. Einerseits ist da diese tiefe Traurigkeit, auf der anderen Seite empfinde ich eine unfassbare Wut. Aber darf diese Wut sein? Schließlich bin ich das ungehorsame Kind und habe es verdient! Wie kann ich jetzt noch derartig ungerechte Gefühle entwickeln?

Augenblicklich bekomme ich Hass auf mich selber, stehe vom Boden auf und gehe hinüber zu meinem Spiegel. Ich schaue mich an und verziehe keine Miene. Auf meinem Gesicht ist der Abdruck seiner Hand; meine Beine sind voll roter Striemen. Im nächsten Moment schlage ich mir mit aller Kraft selbst ins Gesicht. Einmal, zweimal, dreimal ... Ich bin erschrocken, wie gut das tut. Es nimmt mir den Druck.

Nun vergrabe ich meine Fingernägel in meinen Oberschenkel und kratze und kratze ... bis ich völlig erschöpft und erleichtert in mich zusammensinke. Innerlich wünsche ich mir sehnlichst, mein Vater könnte das sehen, aber gleichzeitig schäme ich mich unendlich. Was ich tue, ist doch nicht normal! Ich bin wirklich ein schlechtes Kind!!! –

Manchmal spürte ich das schlechte Gewissen meines Vaters, vor allem, wenn er mir materielle Geschenke gemacht hatte. Dann wusste ich, dass es ihm leid tat was vorgefallen war. Er war doch ein guter Vater!

Meine Gefühle befanden sich im Chaos. Ich wusste nicht mehr, was gut und schlecht war, vor allem nicht, wer gut und wer schlecht war. Sämtliche Farbe begann aus meinem Leben zu weichen.

In Folge bekam ich extreme Zwangsgedanken, die sich paradoxerweise in schönen Momenten meines Lebens besonders stark entwickelten und sich immer um den Tod meiner Eltern drehten. Ab jetzt hielt ich mich für völlig unnormal und für einen abgrundtief schlechten Menschen mit perversen Gedanken. Darüber zu sprechen hätte ich niemals gewagt, und diese Gedanken einfach abzustellen, war für mich unmöglich. Sie bereiteten mir schreckliche Ängste!

Erst viel, viel später in einer Therapie verstand ich den tieferen Sinn dieses Konflikts. Wenn meine Eltern nicht mehr böse waren, musste ich es sein. Ohne Gut und Böse ging es nicht. Und eine Mitte gab es sowieso nicht.

Manchmal flüchtete ich mich in die angenehme Phantasie selber zu sterben. Dann sah ich meine eigene Beerdigung mit vielen Menschen, die um mich weinten. Wie schön wäre das doch!

Diese Szenarien spielte ich regelrecht in meinem Kinderzimmer durch. Und je mehr ich darin versank, desto mehr sehnte ich es mir herbei!

Der Alltag zuhause war, neben den verbalen und körperlichen Erziehungsmaßnamen, ein durch und durch strukturierter Ablauf. Meine Mutter war aufs penibelste ordentlich und übertrieben hygienisch, was wohl durch ihre Zwänge ausgelöst wurde. Ein Haar auf dem Fußboden war zuweilen der Auslöser, um vom wesentlichen Geschehen abzuschweifen und in schlechte Laune zu versinken. Ich wurde morgens, wenn ich zur Schule musste, zumeist übellaunig geweckt. Gesprochen wurde nicht viel.

Bis zum Beginn meiner Pubertät wusch und zog mich meine Mutter an. Dies wiederholte sich jeden Morgen und Abend. Mit zunehmendem Alter störte mich dieses Ritual immer mehr, aber sie ließ sich in keinster Weise davon abbringen. Auch mein Intimbereich wurde mir mit den kommenden Jahren immer peinlicher. Doch meine Mutter hielt das für eine dringliche Notwendigkeit, die mehrmals täglich von ihr vollzogen werden musste. Mein erwachendes Schamgefühl missachtete sie.

Ich ging schon missmutig in die Schule und wenn ich ebenso missmutig nach Hause zurückkam, gab es einen großen Teller Mittagessen, der bis auf die letzte Kartoffel aufgegessen werden musste. Die Hausaufgaben durften niemals auf später verschoben werden. Im Positiven hat das sicher dazu geführt, dass ich mich zu einem Menschen entwickelte, der eilige Sachen immer direkt erledigte und nicht fahrlässig wurde. Aber die Art und Weise, mit der mein Vater mitunter versuchte, mir Mathematik beizubringen, war kalt und grausam.

„Du bist doof wie Scheiße! Du begreifst gar nichts!", sagte er oft zu mir. Nachdem ich es einmal gewagt hatte, ihm zu widersprechen, tat ich es nie wieder. Auf meine verbale Gegenwehr hin, schlug er mir aufs heftigste auf den Hinterkopf.

Die Prozeduren um die mathematischen Hausaufgaben bewirkten jedoch das glatte Gegenteil. Anstelle einer schulischen Verbesserung hagelte es irgendwann „blaue Briefe". Meine Lehrer hielten mich für intelligent, aber ihre unaufhörliche Kritik war, dass ich ständig geistig abwesend sei und lieber in fremden Welten rumträumen würde. Zu Hause führten diese Aussagen langfristig zu einem schrecklichen Theater. Mein Vater schlug mich nun bereits bei falschen mathematischen Lösungsantworten. Mit diesen Kopfschmerzen konnte ich erst recht keinen klaren Gedanken mehr fassen und das Dilemma begann von vorn.

Wirklich schlecht war ich in der Schule nicht. Ich bin trotz der schriftlichen Ermahnungen nie sitzen geblieben. Erstaunlich waren die Beurteilungen in den Fächern, in die sich meine Eltern nicht einmischen konnten, weil sie nichts davon verstanden. In Deutsch, Fremdsprachen, Kunst und Religion glänzte ich mit guten Leistungen. Aber in den Augen meines Vaters war Mathematik der wichtigste Unterrichtsstoff und hier versagte ich auf der ganzen Linie.

Die Zeit nach den beschwerlichen Schulaufgaben verbrachte ich selten vor dem Fernseher. Mich zog es stets hinaus. Ich liebte die Natur und den Wald. Dort stellte ich mir häufig vor, ich sei ein tapferer Indianer, denn die bunt geschmückten, amerikanischen Ureinwohner übten schon früh eine Faszination auf mich aus. Indianer waren stark und mutig. Sie kämpften um ihre Rechte und um die Anerkennung einer Kultur, die missachtet und mit Füßen getreten wurde. Soweit dachte ich natürlich früher als Schulkind noch nicht, dennoch verband ich mit diesen Indianern Energie, Stolz und festen Willen.

Nicht immer, aber häufig spielte und zelebrierte ich meine indianischen Rituale allein, denn ich hatte nicht viele Freunde. Lediglich Anna, ein damals schüchternes, kleines Mädchen in meinem Alter, war mir ein Lichtblick, auch wenn sie nie davon erfuhr, welche Hölle ich zuhause durchlebte. Wir schlossen Blutsbrüderschaft, indem wir uns kichernd und mit theatralischer Gestik mit einer Nadel in die Finger pieksten. Für mich bedeutete das unendlich viel, da ich nun das Gefühl hatte, eine echte Schwester zu haben. Wir schworen uns, dieses Geheimnis niemals einer anderen Person zu erzählen, ebenso wenig wie das Erlebnis, als wir eines Tages heimlich im Wald eine Schachtel Zigaretten rauchten und uns später mit Kaugummis vollstopften, um den verräterischen Geruch vor unseren Eltern zu verbergen.

Im folgenden Jahr kam noch Vilja dazu, ein Mädchen, das ebenso wie Anna und ich zu jener Gruppe Jugendlicher gehörten, die beim Sport zuletzt ins Team gewählt wurden und nicht so coole Klamotten trugen wie die anderen. Wir nannten uns untereinander die ‚Outis‘, weil uns keiner akzeptierte und der Spott ständig auf unserer Seite war.

Ich habe meine Freundinnen nie gefragt, ob sie die heftige Abscheu der anderen Mitschüler auch schon so früh gespürt hatten wie ich. Bereits im Kindergarten wurde ich häufig ausgeschlossen. Schwärmte ich später für einen Jungen, wurde dieser in der Klasse dafür verpönt. Dementsprechend erntete ich nie positive Erwiderungen. Im Gegenteil: Ich war ein ‚Outi‘. Wie konnte ich das nur vergessen?

Besonders ein älterer Mitschüler, der in einer Klasse über mir war, sollte sich sehr negativ in meinem Gedächtnis verewigen:

– Es ist ein sonniger Nachmittag, an dem ich allein in T-Shirt und kurzer Hose bekleidet über den Schützenplatz unseres Dorfes gehe. Der Platzrand ist mit dichten Bäumen bepflanzt und genau dorthin lockt mich dieser Mistkerl. In die Ecke gedrängelt zwingt er mich meine Kleidung auszuziehen. Ich glaube zuerst an einen blöden Scherz und beginne verlegen zu kichern. Er lacht nicht, sondern verleiht seinen Forderungen massiven Nachdruck und droht mir, dass ich hier nicht mehr wegkomme, wenn ich mich verweigere.
Ich habe solch einen Respekt vor seiner Bedrohung, dass ich alles mache und alles zulasse, was er mir befiehlt. Ich schäme mich in Grund und Boden. Irgendwann höre ich, wie Leute des Weges kommen.
Er hört sie ebenfalls und lässt von mir ab. –

Zur Krönung machte diese Geschichte in der Schule ihre Runde. Wahrscheinlich aus Angst, dass die Wahrheit herauskommen könnte, machte er sich einen Spaß daraus in verdrehter Weise zu erzählen, was auf dem Schützenplatz passiert war. Er stellte mich hin, als wäre ich es gewesen, die ihn verführen wollte. Das demütigende Gelächter sämtlicher Mitschüler verfolgte mich durch all die Schuljahre. Ich ertrug es – irgendwie! Was sollte ich auch erwidern? Wer glaubte mir schon?

Als ich fünfzehn Jahre alt war, zogen wir abermals um –diesmal in ein kleines Nachbardorf. Mein Leben veränderte sich schlagartig, denn ich fand Anschluss an eine Clique älterer Jungs, die in der Dorfjugend waren. Plötzlich wurde ich auf Partys eingeladen und erlebte meinen ersten Vollrausch. Hier wohnte auch Vilja, mit der ich viele lustige Stunden verbrachte.

Eines Nachmittages kauften wir uns eine Flasche Apfelkorn, legten uns auf eine Wiese in die heiße Sonne und betranken uns maßlos. Als die Flasche leer war, mopsten wir ihrem Vater Bier aus dem Keller und tranken weiter. Es war herrlich; wir rollten uns lachend durch das Gras – eine wunderbare, lustige Erinnerung. Wie ich meinen Eltern in diesem Rauschzustand entkam, weiß ich nicht mehr, jedenfalls ging dieser Kelch erfolgreich an mir vorüber.

Mit sechzehn Jahren hatte ich meinen ersten Freund. Sein Name war Thomas. Zum ersten Mal in meinem Leben spürte ich die Schmetterlinge in meinem Bauch, von denen ich zuvor nur in Jugendzeitschriften gelesen hatte. Ich war total verliebt und schwärmte mit allem pubertären Kitsch von MEINEM Freund. Als der erste Kuss kam fühlte ich mich wie im siebten Himmel. Doch genauso schnell wie ich zu den rosa Wolken schwebte, riss der Himmel auf und es begann wieder zu regnen. Immer, wenn Thomas bei mir war, machte meine Mutter mit den wahnwitzigsten Begründungen Kontrollbesuche in meinem Zimmer. Das ging ihm schließlich so auf die Nerven, dass er die Beziehung beendete.

Etwa ein Jahr später durchfuhr meine junge Seele ein erneuter, schwerer Schock, denn ich fand durch merkwürdige Umstände, die ich nicht näher benennen kann, das Homevideo eines ehemaligen Familienfreundes. Nicht im Geringsten auf das vorbereitet, was sich mir präsentieren würde, bot sich mir eine Abscheu dar, die ich niemals zuvor erahnt hätte.

– *Ich sitze nackt in einer Kinderbadewanne. Vor mir steht ein Mann mit einer Videokamera, ich habe die Beine gespreizt. Ein kleiner Junge, der das Becken mit mir teilt und vor mir sitzt, muss ein Stück rutschen, damit man, – so der Wortlaut– ‚mehr sehen kann' ...–*

Im Anflug des Entsetzens, das mich damals packte, räumte ich das Video zurück und verdrängte viele Jahre dessen Existenz. Ich musste mich geirrt haben; irgendwas konnte mit meinem Verstand nicht stimmen. Schließlich gab es in meinem Kopf keine Erinnerungen an sexuelle Übergriffe – lässt man die Nötigungen meines Mitschülers außer Acht. Der Begriff des Verdrängens ist wohl nur bedingt richtig, im Grunde spaltete ich diese Bilder und Abgründe grenzenlos von mir ab. Es gab ein solches Geschehnis nicht!

Ich log mir dieses Video nicht weg, nein: es war in Zukunft, ebenso wenig wie vor der Betrachtung, absolut nicht mehr in meinem Bewusstsein vorhanden oder abrufbar.

Es folgte der Schulabschluss, den ich sogar mit Qualifikationsvermerk zum Gymnasium erreichte, da ich in Mathematik eine Meisterin des Mogelns und der Vorausspionage bezüglich der bevorstehenden Klassenarbeiten geworden war.

Ich war froh, dass die Schulzeit beendet war. Aber ich bemerkte auch wehmütig, dass sich Annas und mein Weg trennen würden. Trotz vieler gegenseitiger Bekennungen, diese lange Schulfreundschaft unter uns ‚Blutsschwestern' aufrecht zu erhalten, ahnte ich, dass es nicht klappen würde. Anna studierte Sozialpädagogik und reiste als Au Pair Mädchen durch die Welt. Ich ging auf eine Krankenpflegeschule und begann meine Ausbildung zur Krankenschwester. In einem Abschiedsbrief schrieb sie mir, dass sie mir für meine Freundschaft danke und ich mich niemals im Leben unterkriegen lassen solle. Diese Worte vergaß ich nie. Anna war mir wirklich sehr wichtig, denn sie bedeutete für mich ein Stück heile Welt im Nebel des Grauens. In den folgenden Jahren habe ich ihr immer wieder mal geschrieben, aber leider erreichten mich keine Antworten.

Die Liebe und die Macht der Panik

Mein 18. Geburtstag nahte, und mit ihm trat der 20-jährige Jürgen in mein Leben. Jürgen war cool; er trug Lederjacken und fuhr Motorrad. Ich mochte ihn sofort, war aber unsicher was seine Gefühle mir gegenüber betraf, weil er sich sehr zurückhaltend und manchmal fast stur verhielt.

Eines Abends, nach einem Ausflug mit seiner Virago, saßen wir auf dem Gelände einer alten Ritterburg, unterhielten uns und betrachteten den Lichterschein. Irgendwann drehte er sich zu mir und gab mir ohne Vorwarnung einen zärtlichen Kuss. Tausend Schmetterlinge flatterten in meinem Bauch. Es war wunderschön – nahezu perfekt. In der Abenddämmerung begannen Fanfaren von der Burg zu spielen. Es war ein unbeschreibliches Gefühl. Es schien, als spielte der Himmel nur für uns. Wir waren beide total verliebt, und ab diesem Zeitpunkt unzertrennlich.

Es begann eine aufregende Zeit. Noch nie hatte sich ein Mensch so sehr für mich interessiert, noch nie hatte ich so schöne Erfahrungen gemacht. Jürgen war meine erste, ganz große Liebe.

Es kam der Herbst und ich befand mich im zweiten Ausbildungsjahr zur Krankenschwester. Bis zu diesem Zeitpunkt glaubte ich, dass seit meiner Beziehung zu Jürgen in meinem Leben alles in bester Ordnung sei.

An einem verregneten Abend im November passierte es dann zum ersten Mal: Im Schatten der Nachttischlampe lag ich mit Jürgen auf seinem Bett. Wir hielten uns an den Händen und schauten unter die Holzdecke seines Zimmers. Zunehmend spürte ich eine schnell ansteigende Nervosität. Binnen weniger Sekunden steigerte sich diese in eine schreckliche Angst. Ich wusste nicht, wie mir geschah, ich spürte nur die unsichtbare Hand, die mir die Kehle zuschnürte.

Alles drehte sich, alles schien auf mich zuzukommen, wirkte bedrohlich und mein Herz schlug mir bis zum Hals. Bald zitterte ich am ganzen Körper und in meinem Kopf rasten vernunftwidrige Gedanken:

»Ich werde sterben, ich werde sterben ... oder ich drehe durch!«

Das Gefühl, sämtliche Kontrolle über meinen Körper zu verlieren, nahm mich völlig in Beschlag. Es war ein Horrortrip, und ich spielte darin meine eigene Hauptrolle.

Während dieses Zustandes blieb auch mein damaliger Freund nicht unberührt. Er öffnete alle Fenster, fütterte mich mit Traubenzucker und fragte permanent, was denn bloß los sei. Ich wusste es nicht, wollte es ihm erklären, aber nichts dergleichen war mir möglich. Fakt war nur, dass ich Todesangst hatte!

Die Panikattacke dauerte cirka zehn Minuten, doch diese Zeit erschien mir wie Stunden. Eine endlose Spanne in Todesangst, die meine Stabilität bis in die Grundmauern erschütterte und tiefe Verzweiflung in mir hochkommen ließ. Diese Attacke hatte mich so sehr überrascht wie ein Schneesturm die Insel Hawaii. Es erschien mir genauso fremd, so unreal, so verrückt, so traumatisch!

Ich fiel später an diesem Abend in einen unruhigen Schlaf. Mit dem Erwachen am nächsten Morgen kam die Erinnerung zurück. Ich lernte Angst vor dieser Panikattacke zu bekommen – und ich lernte schnell.

Mit jenem einschneidenden Erlebnis begann für mich ein neues Leben. Ein Leben auf der Grenze. Ich war aufgewacht!

In dieser Zeit absolvierte ich einen praktischen Ausbildungseinsatz auf einer psychiatrischen Fachabteilung.

Überlagert von meinen eigenen Ängsten, fand ich mich in den Gedanken und Gefühlszuständen sämtlicher Patienten wieder. Ich malte mir schlimmste Horrorszenarien aus und sah mich selber schon als eingewiesen und fixiert. Es dauerte nicht lange, da konnte ich diese qualvollen Vorstellungen nicht mehr ertragen und musste mich vorerst für zwei Wochen krankschreiben lassen.

Als ich nach der kleinen Verschnaufpause, die mich nicht wirklich entlastet hatte, wiederkam, klaute ich im Schwesternzimmer ein Buch über Angststörungen. Dieser Ratgeber begleitete mich die nächsten zwei Jahre bis zu meiner ersten Therapie und erwies sich oft als rettender Begleiter.

Es schien wirklich, als sei ich nach jahrelangem Tiefschlaf in einem Alptraum aufgewacht. Das ‚immer starke Mädchen‘ von damals war plötzlich zu einem ‚verstörten Wesen‘, welches seiner Wahrnehmung und seinen Emotionen nicht mehr vertrauen konnte, mutiert. Es begann ein deutliches Wechselspiel aus Angst, Wut und Depressionen. Die Wut richtete sich auch gegen meine Eltern und es war eine massive Wut!

Es war mir plötzlich egal, was mit mir passieren würde. Auf jede Verletzung, die verbal erfolgte, brüllte ich meine Eltern an.

„Zieh doch aus! Aber du kommst ja sowieso da draußen nicht klar!“, schrie mein Vater eines Tages zurück.

Umso verblüffter waren meine Eltern, als ich auf diese Demütigung tatsächlich von heute auf morgen die Koffer packte. Die Hölle da draußen konnte nicht schlimmer sein!

In der Ortschaft meines Freundes zog ich in eine kleine Wohnung. Die nach wie vor auftretenden Panikattacken machten mich völlig fertig und ich entwickelte die paradoxe Angst vor der Angst. Zunehmend fielen mir zahlreiche, alltägliche Situationen, wie Einkaufen oder Weggehen am Wochenende unendlich schwer. Ich könnte ja unangenehm auffallen, ich könnte ja wieder Angst bekommen, ich könnte ausrasten, ich könnte den Verstand verlieren ... Ich könnte, ich könnte, ich könnte ...

Jürgen war wirklich ein Segen für mich. Er versuchte, mich zu verstehen und belächelte mich nie. Allerdings riss auch ihm irgendwann der Geduldsfaden, als ich begann, ihn regelmäßig nachts anzurufen, weil ich nicht ertrug, allein zu sein.
Ich durchlitt massive nächtliche Angstzustände und klingelte ihn dann vor lauter Not aus dem Bett. Am Telefon bettelte ich so lange, bis er sich anzog und kam. Oft war er selbst total übermüdet und konnte nicht mehr klar denken. Bei mir angekommen schlief er deshalb häufig sofort wieder ein. Während ich indes weiterhin angsterfüllt in meinem Bett saß, löste seine Anwesenheit im Tiefschlaf bei mir keine Linderung, sondern den verderblichen Gedanken aus, dass ich ihm vermutlich egal sei und er mich gar nicht versteht. Wie auch immer er es machte, es war in dem Moment für mich falsch.
Am nächsten Morgen war ich regelmäßig überladen mit Schuld- und Schamgefühlen. Ich hasste mich und meine verdammte Angst, die mir fast den Verstand raubte und mich in permanente seelische und körperliche Hochspannung versetzte. Glücklicherweise blieb ich an den Wochenenden fast nie allein, sondern wir unternahmen meistens etwas gemeinsam. Dies war für mich Höchstleistung und deshalb trank ich oft große Mengen Alkohol. Wenn ich betrunken war, spürte ich nichts mehr von alledem und verschaffte mir wenigstens für einen Abend eine angstfreie Zeit.
Mein Allgemeinzustand wurde auf Dauer immer miserabler: Neben der Psyche erklärte mir auch bald mein Körper den Krieg. Mitten in der Nacht bekam ich entsetzliche Schwindelanfälle oder ich spürte plötzlich verschiedene Körperteile nicht mehr. Es war grauenvoll. In einem Teufelskreis der Angst gefangen, fand ich nicht mehr die Notbremse.

Im Alter von zwanzig Jahren konnte ich mich endlich dazu durchringen eine Therapie zu beginnen. Ich weiß noch, wie ich in einem jämmerlichen Zustand vor dem Haus des Therapeuten stand und einen riesigen Schreck bekam, als dieser die Tür öffnete. Auf den ersten Blick wirkte er auf mich bedrohlich und es kam mir vor, als ob er mir haushoch überlegen wäre. Dabei waren es doch nur meine Minderwertigkeitsgefühle, die mich glauben ließen, ich sei ein schutzloses Küken, das gerade aus dem Nest gefallen war.

Fast zwei Jahre lang ging ich zu diesem Seelenklempner. Anschließend empfahl er mir einen Aufenthalt in einer psychosomatischen Klinik, den ich prompt und vehement ablehnte. Ich war doch nicht verrückt!!!
Nach wiederholtem gutem Zureden von Seiten des Therapeuten ließ ich mich jedoch umstimmen. Der von mir begrenzte, vierwöchige Aufenthalt, tat mir erstaunlich gut. Meine Welt, die nun vorerst besser erschien, blieb jedoch nicht so. Die Ängste waren für mich zu einem verständlichen und nachvollziehbaren Gefühl geworden, aber noch lange nicht im Griff oder gar verschwunden. Ebenso blieben meine seltsamen Stimmungen und das Auf und Ab meiner Gefühle in der Beziehung.
Jürgen tat mir manchmal schrecklich leid. Ich war geplagt von Schuldgefühlen, aber das Biest in mir kam immer wieder durch und agierte oft leichtsinnig und aggressiv. An einem Tag war Jürgen meine immerwährende Liebe. 24 Stunden später reizte mich die kleinste Bemerkung von ihm, um ihn unangespitzt, verbal in den Boden zu rammen und unsere Beziehung grundlegend anzuzweifeln.

Chaos

Nachdem ich 1998 mein Krankenpflegeexamen mit guten Noten bestanden hatte, arbeitete ich für zwei Jahre in einer Lungenfachklinik. Wegen ständiger Zankereien in einem miserablen Arbeitsklima und mehrmaligen Gesprächen mit dem Personalchef, der mich als ‚tickende Zeitbombe' betitelte, wechselte ich im Jahr 2000 zurück in mein Ausbildungskrankenhaus. Ich begann auf einer internistischen Abteilung zu arbeiten und war umgeben von netten Kollegen und Kolleginnen.

Knapp drei Monate nach meiner Neueinstellung verursachte ich jedoch einen schweren Verkehrsunfall, bei welchem ich mir mein linkes Knie zertrümmerte. Viele Stimmen sprachen von einem Wunder, dass ich aus dem völlig zerstörten Auto lebend herausgekommen war oder nicht viel schlimmer verletzt worden sei. Es gab jedoch auch vernichtende Kommentare ‚aus dem Lager' meines Vaters. Gemein trumpfte er vor meinem Krankenbett auf, dass ich mit dem finanziellen Schaden nun wenigstens gestraft sei. Das brach mir das Herz. In Folge meines Crashs war ich ein halbes Jahr lang krank.

Ich wurde mehrere Male an meinem zerdepperten Knie sowie an der linken Hand operiert und verbrachte mehr Zeit bei der Krankengymnastik als zuhause.

Je mehr Monate verstrichen, desto größer wurden meine Befürchtungen den Job zu verlieren, da zum Zeitpunkt des Unfalls meine Probezeit nicht einmal zur Hälfte verstrichen war. Doch der Stationspfleger, der zu dieser Zeit mein Chef war, mochte mich. Er legte bei der Pflegedienstleitung ein gutes Wort für mich ein. Und so blieb ich.

Körperlich wieder hergestellt, kehrte ich zurück. Die Arbeit mit den humorvollen, liebenswerten Kollegen und Patienten wurde für mich zu einem wohligen Ausgleich zur Realität daheim.

Lange Zeit konnte ich meine Angstzustände perfekt verbergen. Wenn ich Panik bekam, schloss ich mich unbemerkt auf der Toilette ein und betete, dass es schnell vorbei gehen möge. An den Wochenenden ging ich nach wie vor meistens mit Jürgen etwas trinken. Fast immer gab es irgendetwas zu feiern und der Alkohol war für mich stets verlockend, da er mir meine Ängste zuverlässig nahm. Außerdem half er mir in intimen Situationen.

Ich hatte große Probleme mit ‚nüchterner Liebe'. Entweder begann ich während des Akts zu weinen oder ich bekam Angst, flüchtete spontan und wortlos aus dem Bett, um mich in eine Ecke zu verkriechen, aus der man mich noch nicht mal mit Engelszungen wieder herausbekam. Zumeist endete es in einem emotionalen Drama.

So konnte ich perfekt die Nähe von mir wegdrängen. Das war mir damals aber alles noch nicht bewusst. Gelernt habe ich das erst viel später. Nähe und Distanz war mein großes Thema und das ist es bisweilen auch heute noch. Ein ewiger Eiertanz darum, etwas zu bekommen, was man gerade nicht hat, und das wegzustoßen, wonach man sich grenzenlos sehnt. Ich hasse dich, verlass mich nicht … Was war bloß mit mir los?

Mit der Zeit veränderte sich unsere Beziehung, fast alles wurde problematisch. Meine Wutausbrüche waren häufig, unkontrolliert und zum Teil sehr unangemessen. Sie resultierten jedoch immer aus einer großen seelischen Not, die ich nicht erfassen konnte. Irgendwann eskalierte es derartig, dass ich mich mit einem Messer im Bad einsperrte und nicht mehr herauskam. Jürgen war hoffnungslos überfordert. Er stand draußen und hämmerte immer wieder mit den Fäusten an die Tür. In meinem Kopf rasten die Gedanken, ich konnte mich nicht beruhigen und dachte – wie so oft – nun endgültig den Verstand zu verlieren.

Verzweifelt setzte ich mich auf den Deckel der Toilette und zog meine Hose herunter. In diesem Moment erinnerte ich mich an die Situation aus meiner Kindheit, als ich geschlagen vor dem Spiegel stand. Dann nahm ich das Messer und ritzte mir das Wort ‚ANGST' in den Unterschenkel. Dabei wurde ich ganz ruhig. Jürgen schlug mittlerweile immer beunruhigter an die Tür. Ich zog meine Hose wieder hoch, wusch das Messer ab und schloss auf.

„Was soll das, was hast du gemacht?", wollte er wissen.

„Nichts!", antworte ich genervt und ließ ihn mit verwirrtem und hilflosem Blick stehen.

Das Thema war gegessen und wir vertrugen uns wieder.

Eine lange Zeit verging. Seit der Situation auf der Toilette erinnerte ich mich daran, dass es Methoden gab, mit denen ich meine Spannungen kurzfristig regulieren konnte und so verlockte es mich immer wieder, mir Verletzungen zuzufügen. Irgendwann wunderte sich Jürgen darüber. Ich erklärte meine oberflächlichen Kratzer mit meinem Kater Gizmo, aber nach einer gewissen Zeit fühlte ich mich durch die Notlügen verlogen und falsch. Also beichtete ich ihm schweren Herzens die Wahrheit. Er war nicht sonderlich überrascht, und nahm es scheinbar fast emotionslos zur Kenntnis. Ich fühlte, dass er es nicht wirklich verstehen und nachvollziehen konnte. Und somit machte ich weiter. Der Freifahrschein war widerspruchslos gelöst!

Trotz der problembehafteten Beziehung liebte ich Jürgen sehr. Jedoch spürte ich, dass ihn langsam die Kraft verließ. Häufig hörte er mir nicht mehr zu und so gab es regelmäßigen Zündstoff für weitere Auseinandersetzungen, die ich mit Selbstverletzungen kompensierte. Es kam der

Tag, an dem er schließlich ausrastete. Während eines Streits umklammerte er wütend meine Handgelenke und brüllte mir ins Gesicht: „Hör auf, verdammt noch mal hör auf damit. Das machst du doch mit Absicht. Ich will das nicht, verstehst du? Du tust mir weh!" Er schüttelte mich. Schließlich ließ er mich verzweifelt los.

Ich erwiderte nichts. Dass ich ihn mit meinem zerstörerischen Handeln auch verletzte, realisierte ich erst jetzt durch seinen Wutausbruch. Aber ich konnte nicht aufhören, ich konnte es einfach nicht mehr. Dabei verstand ich selbst nicht, warum mich kleinste Krisen in solch ein Verhalten stürzten. Ich fühlte mich wie eine Manipulantin und mein Freund betitelte mich irgendwann als solche. Noch heute höre ich seine Worte: ´Du willst damit doch nur deinen Willen durchsetzen ...`

Folglich kam der Tag, an dem er mit mir Schluss machte. Telefonisch teilte er mir mit: „Ich habe dich immer noch lieb, aber meine Kraft ist am Ende!"

Wir waren fünf Jahre zusammen gewesen. Mein Leben brach wie ein Kartenhaus zusammen. Spontan dachte ich an Selbstmord. Kurze Zeit später lief ich mit einer Rolle Toilettenpapier, da ich keine Taschentücher mehr hatte, hinaus in den Nieselregen, um mich zu beruhigen und vor Schlimmerem zu bewahren. Ich konnte es nicht fassen. Tagelang weinte und wimmerte ich wie ein kleines Kind. Immer hatte ich Angst gehabt allein gelassen zu werden. Nun war es tatsächlich passiert. Der Mensch, den ich am meisten auf der Welt liebte, hatte mich verlassen!

Es war für mich nicht vorstellbar, diesen Schmerz je zu überwinden. Ich konnte nichts mehr essen, ich konnte nicht mehr schlafen ... Alles in mir war leer. Das Leben verlor seinen Sinn, jegliche Hoffnung an das Gute in der Welt war zerstört.

Maßlos begann ich zu trinken und ging jede Woche auf irgendwelche Partys, um meine innere Leere mit Alkoholexzessen und fremden Männern zu betäuben. Mein Geist glich einem seelischen Wrack. Mir war alles so egal geworden. Viele dieser Männer verliebten sich in mich und buhlten später um Beziehungen. Mühevoll servierte ich sie wieder ab, denn ich dachte nur an meinen Jürgen.

Das Essen wurde zu einer meiner größten Lasten. Ich fühlte mich fett, unförmig und ekelhaft. An mir war nichts Schönes. Von nun an wollte ich nur noch kotzen und erbrach auf Kommando. Mit der Zeit kam es dazu, dass sich mein Leben permanent nur noch um Essen und Erbrechen drehte. Sogar auf der Arbeit übergab ich mich. Es ist ein Wunder, dass niemand etwas davon merkte. Die Angst, mich könnte jemand auf der Toilette ertappen oder gar von draußen hören war allgegenwärtig.

Innerhalb von vier Wochen nahm ich zehn Kilogramm ab. Mein Umfeld reagierte positiv auf meine nun deutlich bessere Figur, niemand schöpfte Verdacht und das trieb mich immer weiter an. Dass ich mich im absoluten Strudel einer bulimischen Essstörung befand, wusste ich zwar, aber was war das schon gegen ein bisschen Anerkennung? Außerdem erleichterte mich das Kotzen auf widerwärtige Art und Weise. Das Gefühl, den gesamten seelischen Dreck herauszuwürgen, verschaffte mir enorme Erleichterung. Selbst, wenn viele Menschen um mich herum waren, fühlte ich mich anhaltend allein. Das mochte räumlich gesehen stimmen, aber in Wirklichkeit war ich nicht allein, denn es gab noch Elli, die mir einen Platz in ihrem Herzen sicherte. Wir hatten uns während der Ausbildung kennen gelernt und waren durch viele Gemeinsamkeiten gute Freundinnen geworden. Sie half mir so oft es ging. Ihr erzählte ich viel von meinem inneren Chaos, wenngleich längst nicht alles. Sie war immer da, immer nah, aber ich fühlte mich trotzdem einsam.

Nach einem Jahr schmerzhaftester Trennung traf ich Jürgen auf einem heimischen Schützenfest wieder. Die Situation war merkwürdig, in der Luft lag das alte, wohlige Kribbeln. Im Verlauf des Abends spürte ich, dass auch er den Blick nicht von mir lassen konnte. So kamen wir schließlich noch einmal zusammen, nachdem wir in dieser Nacht in seinem Bett gelandet waren.

Anfangs war ich überglücklich meinen Schatz wieder in die Arme schließen zu können. Es schien, als wäre die Beziehung jetzt besser und um einiges liebesintensiver geworden.

Nach wenigen Monaten machte Jürgen jedoch einen fatalen Fehler. Auf einer Feier knutschte er heimlich mit einem fremden Mädchen herum. Dies erfuhr ich durch diverse Zeugen, die offenbar Mitleid mit mir hatten. Die Beziehung bekam einen großen Knacks - das Scheitern war vorprogrammiert. Ich rastete total aus, wollte fluchtartig die Wohnung verlassen und die Partnerschaft sofort beenden. Doch Jürgen hielt mich mit weit aufgerissenen, panischen Augen fest. Lauthals beschimpfte ich ihn, aber er wollte mich nicht gehen lassen. Dann schlug ich ihm mit aller Kraft in sein Gesicht. Darauf ließ er mich verzweifelt los und ich rannte hinaus. Die nachfolgenden Stunden fehlen in meinem Gedächtnis. Irgendwann, spät am Abend, fand ich mich bei Elli wieder, die mir unendlichen Trost spendete.

Er schrieb mir die draufkommenden Tage viele E-Mails, und beteuerte, wie leid ihm das alles tun würde. Fazit: Ich trennte mich nicht von ihm. Doch sämtliches Vertrauen war verloren, die Harmonie beerdigt und der Psychoterror begann von vorn. Nach zwölf Monaten verließ er mich erneut.

Die Trennung zu verschmerzen war hart, aber nicht so schwer wie beim ersten Mal. Ich hatte es schon einmal überlebt. Aber die Flucht in Essstörungen, die Flucht auf exzessive Partys und nächtelange Internetsitzungen blieben auch diesmal nicht aus. Als ich zudem eines Tages nach der Arbeit auf dem Nachhauseweg ein Kind auf der Straße überfuhr, dachte ich abermals, dass ich dieses Leben nicht mehr weiter leben kann. Der siebenjährige Junge war auf dem Bürgersteig im Schnee ausgerutscht und mir direkt unter die Vorderreifen gefallen. Ich hatte keine Chance, spürte nur, wie ich über etwas Größeres drüber fuhr. Erschrocken über das merkwürdige Fahrgefühl, schaute ich in den Rückspiegel und sah das völlig verdrehte Kind auf der Straße liegen. Im Anflug des Entsetzens, das mich packte, sprang ich aus dem Auto heraus und rannte zu dem kleinen Jungen, der immer noch regungslos dalag. Verzweifelt klatschte ich ihm auf die Wangen, worauf er zaghaft die Augen öffnete und ohrenbetäubend zu schreien begann. Überall öffneten sich Fenster an den benachbarten Häusern und ich brüllte aus Leibeskräften, jemand sollte doch um Gottes Willen den Notarzt rufen. Nur wenige Minuten später waren dieser und die Polizei da.

Die Leute auf der Straße straften mich mit verachtenden Blicken, als mich die Polizisten in ihren Bulli geleiteten, um ein Verhör aus mir herauszuquälen. Noch am gleichen Tag erfuhr ich, dass das Kind nicht lebensgefährlich verletzt war, sondern lediglich einige Knochenbrüche davon getragen hatte. Das war ein kleines Wunder, wenn man bedachte, dass ich den Jungen mit dem Vorder- und Hinterreifen überfahren hatte. Die nachfolgende Woche war katastrophal. Mein Hausarzt verschrieb mir ein starkes Beruhigungsmittel, durch welches ich tagelang wie im Trance herumlief.

Dass mich die Staatsanwaltschaft von dem Vorwurf der fahrlässigen Körperverletzung sowie vom Fehlverhalten im Straßenverkehr durch entlastende Zeugenaussagen freisprach, war nur ein schwacher Trost. Niemand konnte mir meine niederschmetternden Gefühle nehmen. Lediglich mein Erbrechen und die Schnitte in meine Beine entlasteten mich in mancher Situation von meinem seelischen Druck.

Das ungesunde Leben blieb nicht ungestraft. So kam der Tag, an dem ich kollabierte. Es geschah auf der Arbeit und – wo sollte es anders sein – auf der Personaltoilette. Bevor mein Kreislauf endgültig zusammenbrach, taumelte ich gerade noch aus der Örtlichkeit heraus.

Meine Kollegen waren ernsthaft besorgt. Sie legten mich in ein Bett, maßen den Blutdruck und fuhren mich anschließend zur Aufnahmestation, da sich mein Puls und Befinden nicht verbesserten.

Mich plagte ein schlechtes Gewissen und ich hatte große Befürchtungen, dass jetzt alles herauskommen könnte.

Ich wurde an einen Monitor angeschlossen und hatte bedenkliche Ruhe-
pulsfrequenzen von 180 bis 200 Schlägen pro Minute. Aber konnte das
tatsächlich mit meiner Essstörung zusammenhängen?
Ich bekam wahnsinnige Angst. Eine lange Nacht verbrachte ich an der
Überwachung, bevor sich mein Herz wieder beruhigte und ich ohne
Drehschwindel aufstehen konnte.
Insgesamt eine Woche lag ich auf meiner eigenen Station, bis ich schließlich mit der fragwürdigen Diagnose Kreislaufkollaps entlassen wurde.
Der Schock, fast erwischt worden zu sein, saß mir tief in den Knochen.
Ich nahm mir fest vor wieder normaler zu essen und mich diesbezüglich
besonders auf der Arbeit unter Kontrolle zu halten. Mein Verstand hatte
wieder eingesetzt. Dennoch kollabierte ich wieder und wieder. Schließlich ging ich zu einem Kardiologen. Dieser stellte einen mittelgroßen
Defekt an der Scheidewand zwischen meinen Herzvorhöfen fest. Ich war
geschockt und erleichtert zugleich. Allerdings musste ich in eine Herzkli-
nik, um diesen Defekt mittels eines implantierbaren Metallschirmchens
beheben zu lassen. Die Ärzte sagten mir vor der OP, sie würden mir En-
gelsflügel implantieren.
Meine damalige Freundin Alex, die gleichzeitig unsere neue Stationsleitung wurde, begleitete mich und stand mir in dieser belastenden Situation herzlich bei. Das tat mir unheimlich gut. Ich hatte wieder das Gefühl,
dass es einen Menschen gab, der sich um mich kümmerte und dem ich
wichtig war. Alex wurde für mich eine vertraute Person, mit der ich viel
tiefsinniges Gedankengut teilte. Auch nach dem Krankenhausaufenthalt
trafen wir uns häufig privat. Von ihr lernte ich viel und fand einen ersten
Glaubensansatz, nachdem ich Religion und Spiritualität jahrelang missachtet hatte. Ich beschäftigte mich mit Reiki, Buddhismus und Engeln,
begann sie zahlreich zu malen, ließ mir solch einen Beschützer auf den
Rücken tätowieren und genoss diesen vorübergehenden, wohltuenden
Halt. Mit diesen Ressourcen schaffte ich es, mit dem Erbrechen aufzuhören, das ich über ein Jahr lang massiv betrieben hatte.
Dennoch gab es in mir diese immer wiederkehrende, große Leere. Das
Loch in meinem Herzen war zwar repariert, aber das Loch in meiner
Seele blieb. Lange Nächte verbrachte ich im Internet und suchte Kontakt
zu Menschen, denen es ähnlich erging. Ich flüchtete mich in virtuelle
Welten und begann wieder zu ritzen, wenn mich alltägliche Probleme aus
der Bahn warfen. Der Kontakt zu meinen Eltern bestand weiterhin, aber
er war geprägt durch ständige Zankereien und verbale Angriffe.
Immer, wenn ich dachte, es könnte besser werden, geschah wieder et-
was, das mich kränkte und die Erinnerungen an früher entflammen ließ.
Alex riet mir den Kontakt komplett abzubrechen, aber das brachte ich

nicht übers Herz. Auch wenn ich in manchen Zeiten großen Hass auf meine Eltern hegte, wurde die Sehnsucht nach Frieden irgendwann wieder so groß, dass ich erneut hinfuhr.

Dann war ich überzeugt, dass alles müsse nur an mir liegen und konnte gar nicht so schlimm sein. Meine Eltern taten doch auch viel Gutes. Sie waren keine schlechten Menschen. In solchen Situationen zweifelte ich stark meine Vergangenheit an und dachte oft, dass das alles nicht geschehen war und nur ein Produkt meiner Phantasie sein musste. Täuschung oder Realität? Ich wusste es nicht.

Aber sobald mein Vater erneut ausfällig wurde, erwachten die alten Dämonen der Kinderzeit zum Leben und ich wollte nie wieder etwas mit den beiden zu tun haben. Mir wurde bewusst, dass mein Leben einem endlosen Teufelskreis glich, aber ich sah keine Möglichkeit, ihm zu entrinnen.

Borderline

Meine Freunde, insbesondere Elli, legten mir eine erneute Therapie nahe, und nach langem Hin und Her ließ ich mich darauf ein. Diesmal fuhr ich zu einer Psychiaterin. Ich stand ihr am Anfang sehr skeptisch gegenüber und traute mich nicht, ihr alles zu erzählen. Mein Leben war mir peinlich und diese Tatsache löste große Angst vor Ablehnung und Unverständnis aus.

Dazu kam, dass der Terminkalender dieser Frau so voll war, dass ich vorerst keine regelmäßigen Sitzungen wahrnehmen konnte.

Dennoch baute sich mit der Zeit ein gewisses Vertrauen auf. Nach etwa zwei Jahren sagte die Ärztin zu mir, dass sie mich mit etwas konfrontieren müsse, was mir, gerade als Krankenschwester, sicher nicht gefallen würde.

„Ich glaube, Sie haben eine Borderline Störung!", eröffnete sie mir feinfühlig, aber ohne Umschweife.

Kaum hatte sie die Diagnose ausgesprochen, kam die Arzthelferin mit einem notfallmäßigen Telefonat herein und ich wurde gebeten, den Raum zu verlassen. Wie ein Gespenst stolperte ich hinaus. Während ich draußen vor der Tür Platz nahm, hämmerte in meinem Kopf immer wieder dieses eine Wort: BORDERLINE. Ach du Scheiße!!!

Nach fünf Minuten durfte ich wieder ins Sprechzimmer zurück.

„Was geht nun in Ihnen vor?", fragte sie mich mitfühlend.

Unfähig, ihr eine präzise Antwort darauf zu geben, zuckte ich mit den Schultern. Mein Kopf war viel zu sehr durcheinander.

Schließlich stand die Ärztin auf und ging zu ihrem Bücherregal. Dort zog sie ein Buch mit schwarzweißem Cover heraus, auf dem stand: ‚Die schwarzweiße Welt der Borderline Persönlichkeit'.

„Lesen Sie dieses Buch. Dann können wir in der nächsten Stunde ausführlicher darüber sprechen", bat sie mich.

Ihr Wort war mir Befehl und ich verschlang dieses Buch binnen weniger Tage. Verblüfft darüber, in wie vielen Situationen ich mich wiederfand, fühlte ich mich zum ersten Mal wunderbar verstanden. Sobald ich es jedoch zur Seite legte, plagten mich schreckliche Erinnerungen an den quälenden, psychiatrischen Einsatz während meiner Krankenpflegeausbildung. Auf den Borderlinern, die dort gewesen waren, lastete ein Stigma. Es gab nur wenige nette Wort für sie. War ich etwa auch so verurteilenswert? War ich also doch schlecht? Mein Gott, was sollte ich nur glauben?

In der nächsten Therapiesitzung sprachen wir über das Buch, meine Erkenntnisse und Zweifel.

„Es gibt vielfältige Variationen von Borderline-Störungen", erklärte sie mir. „Jeder Mensch ist ein einzigartiges Individuum, und nebenbei habe ich Sie noch nie als schrecklich oder schlecht empfunden. Das Problem ist, dass Sie sich schlichtweg selbst so sehen und diese Überzeugung deshalb auch von Ihren Mitmenschen erwarten."

Das klang verständlich und gab mir ein wenig Auftrieb. Als ich an diesem Tag die Praxis verließ, fühlte ich mich ein wenig entlastet. Kurze Zeit später fragte ich mich jedoch, was sie auch anderes hätte sagen sollen ...

Mit dem folgenden Samstagabend kam die nächste Party und auf dieser lernte ich Nadine kennen. Und Nadine hatte ... eine Borderline-Störung. Zufall, oder Bestimmung? Das Leben ging doch merkwürdige Wege!

Nadine fiel direkt durch ihr flippiges Äußeres auf und das gefiel mir. Wir verbrachten einen schönen, feuchtfröhlichen Abend und tanzten viel. Es dauerte nicht lange, bis ich feststellte, dass wir uns in der gleichen Sprache unterhielten. Kaum, dass ich sie kennen gelernt hatte, stieg in mir das Gefühl auf, eine verlorene Schwester gefunden zu haben.

In dieser Nacht kam Nadine mit zu mir nach Hause und wir unterhielten uns bis in die frühen Morgenstunden. Sie sprach offen über ihre Essstörung, ihr Übergewicht und ich sah ihre extrem vernarbten Arme. Den Schmerz, den sie verrieten, konnte ich nicht nur erahnen. Ich meinte, ihn förmlich spüren zu können!

Leider blieb es vorerst bei diesem ersten Zusammentreffen.

Schon bald kam die Zeit, in der ich mich, trotz regelmäßiger Besuche bei meiner Ärztin, wieder extrem schlechter fühlte. Da mein stumpfes ‚Messerwerkzeug' irgendwann nicht mehr ausreichte, um mich zu entlasten, kaufte ich mir Rasierklingen. Da ich an meinem linken Arm bereits einige Narben hatte und auf der Arbeit ärmellose Kleidung tragen musste, war es nötig einen Weg zu finden, um mein Gemetzel erfolgreich zu verstecken. Demzufolge wurde mein linkes Bein zur Anlaufstelle despotischer Aggressionen und Lebensretter in einem ...

Das gemeinschaftliche Umziehen vor und nach dem Dienst gestaltete sich dadurch allerdings zum Staatsakt. So geschah es, dass ich mich häufig einige Minuten verspätete. Zu groß war meine Angst durch neugierige Blicke auf verbundene Wunden enttarnt oder gar zur Rede gestellt zu werden.

Die kleinen, aber stetigen Unpünktlichkeiten wurden jedoch nicht kommentarlos hingenommen und mehrmals warnend angesprochen. Deshalb hampelte ich in Zukunft minuziös mit klopfendem Herz in der Umkleidekabine herum, wenn ich zusammen mit meinen Kollegen vor dem Spind stand und meine Hosen wechseln musste. Ich weiß nicht, ob das jemals aufgefallen ist.

Meine Ärztin schlug mir einen erneuten Aufenthalt in einer psychosomatischen Klinik vor und ich willigte ein. Auf der Arbeit erzählte ich, ich
sei aufgrund meines Herzens in Kur. Acht Wochen verbrachte ich in der
Klinik, aber irgendwie war ich am völig falschen Ort. Die Therapeuten
bemühten sich zwar, aber sie sagten mir auch, dass dies wohl definitiv
die falsche Einrichtung für mich sei. Ich bräuchte eine Anlaufstelle mit
traumatherapeutischer Erfahrung und das sei hier nicht gegeben.
Wieder einmal enttäuscht und entmutigt, schnitt ich mir weiterhin die
Beine auf. Den Therapeuten erzählte ich nichts davon, denn ich war
ja sowieso am falschen Ort. Ich schrieb einen vorwurfsvollen Brief an
meine Eltern, in dem ich ihnen androhte, den Kontakt zu ihnen abzubrechen, wenn sich nichts ändern würde. Dazu schilderte ich angstbesetzte
Situationen aus meiner Kindheit, mit denen ich sie für meine jetzige
kaputte Lage verantwortlich machte.
Im weiteren Verlauf des Aufenthaltes bekam ich ein Antidepressivum,
auf welches ich bezüglich meiner starken Ängste gut ansprach. Dann
fuhr ich wieder nach Hause. Aber was hatte sich nun verändert?
Das Schneiden war zu einer regelrechten Sucht geworden. Es gab mir
Glücksgefühle und befreite mich zuverlässig von seelischem Druck. Es
gab Wochen, da schnitt ich mich jeden Tag. Mitunter wurde es so exzes-
siv, das ich anschließend zu Ärzten oder in Krankenhäuser fahren musste, um mich chirurgisch wieder zusammenflicken zu lassen. Während
des Schneidens war mein Schmerzempfinden heruntergefahren. Sobald
ich aber auf dem Krankenhaustisch lag und größtenteils sehr unsanfte
Spritzen für die Wundnaht bekam, krümmte ich mich vor Schmerzen.
Ich war doch völlig verrückt. Mein Körper spielte mir böse Streiche. Jedes Mal schämte ich mich furchtbar. Wie konnte ich so tief schneiden und
später bei einer Spritze laut losbrüllen?
Den Chirurgen unterstellte ich fast immer pure Absicht, mit der sie mir
eine Lehre erteilen wollten. Ob das nun so war oder nicht, weiß der
Himmel. Fakt war allerdings, dass es mich in meiner größten, seelischen
Verzweiflung nie vor neuen Taten zurückhielt.
Niemals fuhr ich in das örtliche Krankenhaus, in dem ich arbeitete. Lieber wäre ich verblutet.
Nach einigen Monaten traf ich völlig unerwartet Nadine wieder. Sie stand
vor einem Supermarkt, als ich zufällig dort hineinmarschierte. Hätte sie
kein fröhliches ´Hallo` geträllert, hätte ich sie wahrscheinlich gar nicht
wieder erkannt, denn ihr Äußeres hatte sich völlig verändert. Als ich sie
damals kennen gelernt hatte, war sie sehr übergewichtig gewesen. Nun
stand sie vor mir und hatte bestimmt 40 kg abgenommen. Ich war total
verblüfft und freute mich riesig sie zu sehen. Nadine schien auch über-

rascht zu sein und war verlegen über mein ehrliches Kompliment. Wir tauschten unsere E-Mail-Adressen aus und ich versprach, mich bei ihr zu melden. Eine Weile kommunizierten wir über das World Wide Web, bevor wir beschlossen, uns wieder zu treffen.

Langsam wuchs eine wunderbare Freundschaft zwischen zwei – ich möchte behaupten – Seelenverwandten. Ihr konnte ich alles erzählen, hatte keine Hemmungen und nie das Gefühl etwas verheimlichen zu müssen. Ich war offen und ehrlich und sie war es auch. Nadine, die schon so viele Kliniken hinter sich hatte, strahlte eine anziehende, positive Energie aus. Sie erzählte mir ihren Leidensweg, von der Hölle ihrer Borderline-Störung, betonte aber auch deren guten Seiten. Das Feingefühl, das jeder Mensch mit dieser Störung habe, sei eine Gabe. Und auch die intensiven, glücklichen Momente, eine Fähigkeit, die andere Menschen nicht annähernd erleben könnten. Nadine hatte eine innere Stabilität erlangt und das bewunderte ich sehr an ihr.

Meine innere Stabilität hingegen schwankte nach Lust und Laune. Doch Nadine sagte niemals, dass ich mich hängen lassen würde. Sie verstand jede meiner Gefühlswirren. Nie musste ich mich erklären, sie verstand es auch ohne Worte.

Ich erinnere mich an eine Situation, in der sie mich wunderbar tröstete und aufbaute. Dieses Ereignis werde ich sicher mein ganzes Leben nicht vergessen.

Es war mal wieder einer dieser Tage gewesen, an dem ich in diesen dissoziativen Gefühlen steckte. Die Zustände, in denen ich glaubte, die ganze Welt um mich herum sei eine Art Truman Show. Ich wartete regelrecht darauf, irgendwann an die perfekt vertuschte Leinwand meines Lebens zu stoßen. Egal, wohin ich schaute, das Leben erschien mir wie ein Schauspiel. Schon bald fand ich mich in meinem Badezimmer wieder und verspürte diesen wohlbekannten, mächtigen Drang, mir etwas aufzuschneiden, um diese Quälerei zu beenden. Willenlos ergab ich mich, ohne einen Gedanken an die späteren Konsequenzen zu verschwenden.

Einen Abend später war ich mit Alex zu einem Massagekurs verabredet. Die bösen Vorahnungen standen wie bedrohliche Monster im Raum. Warum hatte ich gestern nur so etwas Dummes getan? Aber ich wollte Alex nicht sitzen lassen, da sie ohne meine Anwesenheit keine Partnerin mehr gehabt hätte. Als ich nun überaus skeptisch meinen Pulli auszog, versuchte ich krampfhaft die Wunde in der Innenseite meines linken Oberarms zu verbergen. Doch wie es das Schicksal wollte, löste sich eine Kruste und ich blutete die komplette weiße Liege voll. In diesem Augenblick dachte ich wirklich, dass ich vor lauter Scham sterben muss. Schwindel überkam mich, und mit ihm das Gefühl, mein Bewusstsein zu verlieren.

„Oh Gott was ist das denn?" Mit diesem Ausruf stolperte zu allem Übel die Kursleiterin in unsere Kabine.

Ohne ihr zu antworten bat ich Alex wie im Traum um ein paar Taschentücher. Entsetzliche Panik überkam mich.

»Aus dieser Situation kommst du nie wieder heil heraus!« raste es durch meinen Kopf.

Die Scheiße hörte einfach nicht auf zu bluten. Alex nahm es wortlos hin, reichte immer wieder Taschentücher nach, aber ich konnte ihr kaum mehr in die Augen schauen. Als dieser Horrorkurs endlich vorbei war, fühlte ich mich fertig wie eine Ratte.

Wenige Stunden später schrieb ich Alex eine SMS, in der ich ihr offenbarte, wie peinlich mir das alles sei. Eine Antwort ihrerseits blieb aus.

Ich war total verzweifelt und hatte Angst, diesen Menschen auch wieder auf dramatische Weise zu verlieren. Meine negativen, sich selbst erfüllenden Prophezeiungen bestätigten sich. Alex wurde distanziert und kühl. Viele Nächte beweinte ich das Vorkommnis und machte mir bittere Vorwürfe. Nur Nadine verstand meinen Kummer. „Du brauchst dich für gar nichts zu schämen. Du bist so ein wundervoller Mensch. Es ist nicht deine Schuld, dass du diese Probleme hast!"

Aber ich fühlte mich für alles schuldig – für sämtliches Elend meiner kleinen, primitiven Welt.

Das Verhältnis zwischen Alex und mir wurde, wie vorausgeahnt, in den kommenden Monaten sehr schwierig. Während der entsetzlichen Massagestunde hatte ich einen Seelenstriptease vom Allerfeinsten hingelegt, welcher in mir einen emotionalen Notstand hervorrief, den ich kaum bewältigen konnte. Ich hatte das Gefühl, dass ich mein Innerstes, wenn auch ungewollt, auf schreckliche Weise dargelegt hatte, dass ich sie nicht mehr ohne schlechtes Gewissen und entsetzliche Scham anschauen konnte. Und ich hatte mich nackt und bloßgestellt gefühlt. Dass sie mit mir darüber nicht sprach, mir nicht die Möglichkeit gab mich zu erklären, zu entschuldigen und zu entlasten – all das brachte mich schier um den Verstand.

Von der einstigen Freundschaft war nichts mehr zu spüren. Was blieb, war eine Stationsleitung und ich, eine ihrer Mitarbeiterinnen. Alex, die selbst eine schwierige, persönliche Phase durchlebte, wurde zu dieser Zeit sehr launisch, kritisierte viel und zum Teil auch sehr unangemessen. Dass diese Anpfiffe allerdings im ganzen Team stattfanden, konnte ich nicht einordnen. Jeden Tadel bezog ich auf mich, war nicht in der Lage mit diversen Beanstandungen konstruktiv umzugehen und fühlte mich aufs Blut provoziert und verletzt zugleich.

»Warum tust du das nur?« Immer wieder quälte sich dieser Gedanke durch mein Gehirn. »Warum verachtest du mich jetzt?«

Irgendwann hielt ich diese Spannung nicht mehr aus und suchte verzweifelt ein klärendes Gespräch mit ihr. Alex schien darauf vorbereitet zu sein.

„Was ist denn bloß los?", fragte ich sie kleinlaut.

Wie aus der Pistole geschossen antwortete sie: „Mit mir nicht mehr, Ramona! Du provozierst mich und ich brauche so was nicht. Aber glaub mir: In allem was du tust, verletzt du dich selber. IN ALLEM. Ich lasse dich gehen!"

Mit diesen Worten öffnete sich die Tür des Schwesternzimmers und eine andere Kollegin betrat den Raum. Ich war starr vor Schreck und hatte das Gefühl, dass sie mir einen Eiszapfen durch das Herz gestochen hatte. Schließlich stand ich benommen auf und ging. Es gab nichts mehr zu sagen. Nie hatte ich gewollt, dass sie sich derartig provoziert fühlte wie ich mich selbst. Und ebenso wenig hatte ich mich dadurch selbst strafen wollen. Ich hatte einfach Angst gehabt und die Scham meiner Selbst war so vernichtend gewesen, dass ich verbal auf ihre launischen Attacken reagieren musste.

Was blieb war eine schwarzweiße Welt. Um die Erinnerung an die Person der guten Alex aufrecht zu erhalten, hasste ich mich um so mehr. Sie war gut und ich schlecht. Daran gab es für mich nicht den geringsten Zweifel oder Grauton. Fehler auf beiden Seiten konnte ich nicht erfassen. Und das wiederholte sich immer und immer wieder. Menschen, die ich einfach nicht hassen und meiden konnte, hob ich zu dieser Zeit empor. Dadurch wurde ich ein jämmerlicher Wurm ohne Existenzberechtigung.

In den Wochen danach fand ich nur noch Trost in den wiederkehrenden Selbstverletzungen. Mit ihnen löste sich der Druck, den ich auf der Arbeit, in meinem Umfeld und vor allem in meinem Herzen verspürte.

Es macht mir eigentlich keine Freude
in meine eigene Hand zu schneiden.
Kleine rote Tränen zu beobachten,
die einen kleinen Rinnsal bilden –
mich verlassen.
Die einzige Möglichkeit, mich an mir zu rächen,
zu sühnen für das,
was ich sprach und tat –
ohne bewusst gehandelt zu haben.
Es kommt mir vor, als hätte ich
nie gelacht – nie geweint –
gelacht... geweint...
Die Bilanz zeigt aufwärts,
doch verliert sich die schwarze Linie
am trüben Horizont – der brennt.
Mit steigender Tendenz,
Richtung Unendlichkeit –
weit entfernt von so etwas wie
Gefühlen!
Ich spüre nicht das Stück Fleisch,
das anstatt meiner,
rote Tränen weint.
Im Moment noch wenige,
doch jeder Schritt
abseits der Linie wird bestraft –
mit flüsternden Worten,
die mehr rote Tränen fordern...

Goethes Erben aus „Rote Tränen"; Tote Augen sehen Leben

Psychiatrie

Meine Ärztin bat mich eines Tages ihr meine Beine zu zeigen. Ich tat es widerwillig, aber mittlerweile wusste ich, dass ich nur mit Ehrlichkeit Hilfe erwarten konnte. Unter ihren fordernden Blicken krempelte ich mit zitternden Händen die Hosenbeine hoch, um meine Seelenqualen dem bisher ersten Menschen zu offenbaren.

Was sie zu sehen bekam, sprengte scheinbar ihre bisherige Vorstellung von mir, denn die Zeitspanne, in der sie das Dilemma betrachtete, erschien mir endlos. Mit finsterer Miene blickte sie schließlich zu mir auf.

„Das ist sehr extrem", sagte sie leise. „Wissen Sie das?"

Ich nickte.

Es entstand eine peinliche Pause. Dann sagte sie: „Ich glaube nicht, dass ich Ihnen im Moment in diesem Rahmen helfen kann."

Mir wurde schwindelig.

„Es wäre ratsam in eine Klinik zu gehen."

Wieder Pause.

„Ich kenne eine gute Psychiatrie für Borderline-Patienten!"

Ich war wie vor den Kopf gestoßen.

»Ich gehe doch in keine Klapse!«, war mein erster Gedanke.

„Ich denke drüber nach", antwortete ich dennoch und so verblieben wir vorerst.

Fast zur selben Zeit erreichte mich ein Brief von Elli:

Liebe Ramona!

Wenn ich sehe, wie es dir geht, bekomme ich Angst um dich. Ich finde, dass es dir immer schlechter geht und Therapien hin oder her, alles wird immer schlimmer. Jetzt kommt auch noch der Stress mit Alex hinzu und der ganze Druck in der Arbeit. Ich habe richtig Angst um dich. In letzter Zeit musste ich nämlich eine gewaltige Änderung an dir feststellen. Auch, wenn du dich jetzt wieder aufregst, aber Veränderungen fangen oft äußerlich an. Ich sehe häufig Menschen schon an, wie sie sich fühlen. Das soll nicht böse gemeint sein, ich denke auch nicht, dass es von anderen böse gemeint ist, wenn sie sagen: ´Ramona läuft ganz schwarz rum …`. Darüber hab ich mir aber als erstes meine Gedanken gemacht und musste feststellen, dass es ja eine Tatsache ist. Ich finde, wer sich immer dunkel kleidet, fühlt sich schlecht. Liebe Ramona, ich weiß nicht, wie ich dir helfen soll, ich will dir aber helfen und für dich da sein. Du warst auch immer für mich da, wenn ich schlechte Zeiten hatte. Aber in letzter Zeit hatte ich leider nur noch wenig Zeit für dich. Aber du musst wissen, dass ich, auch wenn wir uns nicht mehr so oft sehen, immer hinter dir stehe. Das ist auch das nächste Problem, dass du weggezogen bist. Mir kam dies wie eine Flucht vor. Eine Flucht aus dem vergangenen und jetzigen Leben, vor den Eltern, vor Jürgen usw. Aber du hast nicht an die gedacht, die dich mögen. Damals hatte ich schon Angst um dich. Ich dachte mir, hoffentlich geht das alles gut und als ich dich fragte, ob du dich da nicht alleine fühlst, hast du gesagt: „Ich kenne ja ein paar Leute …". Ich musste feststellen, dass diese Leute überwiegend Arbeitskollegen waren. Aber Arbeitskollegen sind Arbeitskollegen und Alex ist Stationsleitung, das können keine Freunde sein. So etwas verträgt sich nicht mit der Arbeit. Dein Leben geht dort niemand was an. Das schafft sonst nur viel Gerede. Denke nicht soviel über die Arbeit nach, wichtig ist, dass dir geholfen wird. Alles, was passiert bzw. schief geht, das ist nicht deine Schuld. Man kann nie die Schuld auf eine Person schieben. Oft sind gewisse Dinge nicht die Schuld eines Einzelnen, sondern immer das Ergebnis mehrerer Menschen und falscher Handlungen, vielleicht weil auch in unserer Gesellschaft zuwenig geredet wird. Dass alles Schlechte nach außen unter den Tisch gekehrt wird, um einen guten Eindruck, das perfekte Glück vorzuspielen, dass du nicht schuld bist, dass deine Eltern dich und vor allem sich selber mies behandelt haben, sind die ersten Schritte zur Erkenntnis.

Eigentlich hatte ich gedacht, dass du dieses schon erkannt hast. Was deine Eltern für Probleme untereinander hatten und wie sie dadurch mit dir umgegangen sind, gehört zur Vergangenheit. Und in dieser darfst du dich nicht so oft verlieren. Du musst lernen, Vergangenes hinter dir zu lassen. Deine Eltern kann man nicht ändern, aber du kannst was ändern, indem du trotz allem deine Eltern, auch wenn sie dich ohne Ende gedemütigt, geschlagen und bedroht haben, als Eltern heute akzeptierst und dich von ihnen trennst. Denn es ist dein Leben und nicht das deiner Eltern. Dein Leben ist kostbar und einzigartig und darf nicht durch vergangene Dinge kaputt gemacht werden. Überlege doch mal, wenn es dich nicht geben würde, wie unglücklich ich schon alleine wäre!

Ich würde immer noch bei meinem Ex-Mann sitzen. Oder wie vielen du allein schon durch deine Arbeit geholfen hast!

Wie vielen es durch dich besser ging und stell dir vor, du hättest diesen Menschen nicht geholfen. Oder denk doch mal über deine Begabungen nach. Nicht nur deine Malerei, sondern auch deine Fröhlichkeit. Wie ausgelassen du Stimmung verbreiten kannst, das kann nicht jeder. Wärst du nicht, wäre alles viel langweiliger. Durch dich habe ich einen Schups bekommen. Bevor ich dich kannte, war ich total schüchtern, auch wenn du denkst, dass ich das heute noch bin, war ich früher noch schlimmer dran. Ich hab mich nicht mal getraut an der Fleischtheke zu sagen, was ich haben will.

Du bist halt meine beste Freundin und ich möchte dich nicht verlieren. Ramona, bitte wach auf, verlier dich nicht in eine ‚schlechte Welt'! Das wäre zu schade. Bitte, bitte, denk nach über das, was ich dir geschrieben habe. Das Leben ist schön. Egal, wie schlecht die Umwelt ist. Man hat nur dieses eine Leben. Darum muss man das Beste daraus machen. Ich weiß, wie du jetzt denkst. Dieser Brief soll keine Belehrung sein, sondern dich zum Nachdenken bringen. Schreib mir zurück oder ruf mich an. Sag mir einfach, wie ich dir helfen kann.

Deine Freundin Elli

Ihr Brief rührte mich zu Tränen. Ja, ich musste etwas ändern. Aber was bloß? Ich fühlte mich meinen Gefühlen so ergeben, so machtlos und unfähig.

Zunächst sprach ich mit Nadine. Auch sie war der Meinung, dass etwas geschehen müsste und legte mir nahe, in eine Klinik zu gehen. Sie erzählte mir von ihren Klinikerfahrungen, den guten und den schlechten. Doch woher sollte ich wissen, was nun wirklich gut für mich war? In eine reine Borderline-Klinik wollte ich auf keinen Fall. Womöglich würde mein krankes Verhalten dort zu viel Normalität erhalten. Aber andererseits hatte ich Angst, erneut am falschen Ort zu landen.

In dieser Zeit lernte ich Nadines Kumpel Dirk kennen. Die beiden studierten zusammen Sozialpädagogik. Dirk zeigte großes Interesse an mir und meiner Problematik. Allerdings durchlebte ich mit ihm schon bald große Streitereien, da wir ständig, wenn wir besoffen waren, zusammen im Bett landeten. Wo immer ich auch hinschaute war Chaos. Wir blieben trotzdem Freunde. Ich schickte Dirk zur Hölle und holte ihn auch wieder zurück.

Rein theoretisch konnte ich an jedem dieser beliebigen Tage, obwohl sie entsetzlich trostlos waren, tun, was ich wollte und wozu ich Lust hatte. Aber scheinbar hatte ich nur noch Lust dazu mir den Kopf zuzuknallen, mich nachts besoffen in Kreisverkehre zu legen, Streit anzufangen, zu schneiden oder mich in Affären zu stürzen. Mir zu sagen, ich könnte tun, was immer ich wollte, war so, als würde man den Stöpsel aus der Badewanne ziehen und dann dem Wasser sagen, es könnte laufen, wohin auch immer es wollte. Ich lebte schlicht in einer Welt, in der ich nicht mehr wusste, wo ich hingehörte und wie ich mich verhalten sollte. Vor vielen Jahren hatte ich angefangen, mir jene eigene Welt zu erschaffen, um vor der Realität zu fliehen – in eine phantasievolle Welt voller Abenteuer, ohne Grenzen und Beschränkungen. Eine Welt, in der ich glaubte stark zu sein.

Ich konnte mich nicht genau erinnern, wann ich zum ersten Mal in diese Welt geflüchtet war. Aber ich wollte der Realität entkommen, die mich zu zerstören drohte.

Ausgerechnet in dieser irrealen, von mir selbst erschaffenen Wirklichkeit war ich in der Lage, meine Stärke zurückzugewinnen und mich dem Leben wieder zu stellen. Das war paradox, wenn man bedachte, dass diese, meine eigene Welt nicht weniger brutal und selbstzerstörerisch war, wie die Realität, die ich anprangerte. Doch irgendwie schien es mich zu beruhigen. Mein Reich mit all seinen Schmerzgrenzen hatte ich unter Kontrolle. Zumindest glaubte ich das.

Nadine erzählte mir schließlich von der Klinik in einer benachbarten Großstadt, in der sie einst Patientin gewesen war. Laut ihren Schilderungen war dies das Beste, was ihr zu dieser Zeit passieren konnte.

Diese Klinik war ein großes, psychiatrisches Fachkrankenhaus. Die Station Anno, auf der sie gewesen war, hatte einen guten Ruf, gemischtes Patientenklientel und es gab dort ein spezielles Therapieangebot, die Dialektisch Behaviorale Therapie, kurz DBT, für Borderliner.

„Ich möchte ehrlich sein", begann meine Ärztin bei der nächsten Sitzung sie. „Eine ambulante Therapie kann Ihnen derzeit nicht mehr helfen."

Schweren Herzens stimmte ich zu. Auf der Arbeit legte ich die Karten auf den Tisch und ließ mich in das von Nadine empfohlene Krankenhaus einweisen.

Bei meiner Ankunft in der Klinik fühlte ich mich sehr verloren. Ich kam auf die Station Anno, auf welcher auch Nadine gewesen war. Als ich mein Zimmer zugeteilt bekam, zitterten mir die Knie.

Auf dem Weg zur Klinik hatte ich unter einer Brücke ein Plakat mit der Aufschrift ´Sie sind auf dem richtigen Weg!`, gesehen. Das rief ich mir immer wieder ins Gedächtnis und empfand es als tröstliches Zeichen in dieser verfluchten Zeit.

Die ersten Wochen waren schrecklich. Ich lag mit meiner narzisstischen Bettnachbarin im permanenten Streit. Willkommen in der Psychiatrie!

Hätte man uns nicht rechtzeitig getrennt, wäre es sicher nur eine Frage der Zeit gewesen, bis ich meine Koffer gepackt und nach Hause gefahren wäre. Bis zu jenem kritischen Punkt sollte ich versuchen diesen Konflikt sachlich zu lösen. Das empfand ich als überaus albern, denn das war mit dieser egoistischen, unnachgiebigen Person pure Zeitverschwendung.

Nach langem Hin und Her wurde ich schließlich zu Steffi, einem 24-jährigen Mädchen verlegt, welche einen Suizidversuch begangen hatte. Wir verstanden uns auf Anhieb prima. Hinzu kam der 30-jährige Marcus aus dem Nachbarzimmer, ebenfalls ein Borderliner. Das Pflegepersonal nannte uns das ‚Dreigestirn' der Station und wir wurden Freunde fürs Leben. Sicher, wir waren alle drei nicht perfekt, aber das Leben in der Psychiatrie und jene Geschichten, die uns hergebracht hatten, schweißten uns in der kommenden Zeit wie ein Band zusammen.

Die Therapie war heftig. In der ersten Zeit spürte ich keinerlei Veränderungen. Oft war ich aufgewühlt und brach die Stationsregeln. In einer Nacht, als es Steffi und mir sehr schlecht ging, schoben wir unsere Betten im Zimmer zusammen und kuschelten uns mit Marcus aneinander. Als die Nachtschwester ihre Runde machte und uns entdeckte, war das Dilemma groß. Sie schimpfte wie eine Gewitterhexe und wir lachten sie aus.

Am nächsten Morgen mussten wir getrennt zur Oberärztin kommen und unser Handeln rechtfertigen. Wir bekamen großen Ärger. Aber nur ich wurde, bezüglich meiner Impulse, scharf mit Worten verurteilt.

„Sie können Ihre Neigungen nicht einfach so unbedacht an Steffi und Marcus ausleben! Wenn es Ihnen schlecht geht, müssen Sie sich an die Schwester wenden und darüber sprechen. Sonst kann man Ihnen nicht helfen!"

Ich verstand die Welt nicht mehr, denn ich sehnte mich doch einfach nur nach Harmonie.

„Es ging nicht um was sexuelles!", verteidigte ich mich.

Aber ich stieß auf taube Ohren. In mir verstärkte sich das böse Gefühl, dass die Situation der vergangenen Nacht mit Absicht falsch dargestellt wurde.

„Hier wird nicht in fremden Betten rumgesprungen!", war das Schlusswort der Oberärztin.

Jetzt war ich stinksauer! »Ihr wollt Borderline?«, schoss es mir durch den Kopf. »Dann sollt ihr auch Borderline bekommen!!!« Ich sprang vom Stuhl auf, warf ihn aggressiv um, lief hinaus und knallte die Tür laut hinter mir zu. Von nun an kuschelte ich mit niemandem mehr. Mit den guten Gefühlen und der Nähe dazu, die ich genossen hatte, war es vorerst aus, denn ich tat ja etwas Impulsives und Unerhörtes.

Dennoch hatte ich einen guten Kontakt zu meinem Bezugspfleger und zu Frau H., unserer Stationspsychologin, welche die DBT-Gruppe leitete Die Gespräche mit ihr taten mir gut. Regelmäßig suchte ich sie auf. Dadurch lernte ich viel von ihr und der Therapie. Allerdings hatte ich große Probleme mit dem Schneiden aufzuhören. Es geschah noch oft und mehrmals musste ich zum Nähen in die Chirurgie des Nachbarkrankenhauses.

Es kam soweit, dass mir Frau H. liebevoll ans Herz legte: „Dies ist eine Therapiestation. Wenn es mit Ihrem Schneiden noch schlimmer wird, muss ich Sie auf eine andere Station verlegen."

Während sie sprach, schaute ich bedrückt zu Boden.

„Geben Sie sich doch bitte Mühe, nicht mehr so tief zu schneiden. Lernen Sie die Notbremse zu ziehen und gehen Sie rechtzeitig zu einer Schwester", bat sie mich weiter.

Tja, das war mein größtes Problem. Ich hatte Angst hinzugehen, ich kam mir dabei lächerlich vor. Zum einen, weil ich selbst Krankenschwester war und zum anderen, weil ich nicht die richtigen Worte fand und immer glaubte, zu nerven. Hilfe anzunehmen fiel mir unendlich schwer. »Das habe ich mir gar nicht verdient. Zuhause gibt es außer mir doch auch keine Schwester«, dachte ich immer.

Frau H. war sehr verständnisvoll. Wir tasteten uns langsam an die traumatische Vergangenheit heran. Das allerdings verstärkte meine Alpträume, die mich regelmäßig aus dem nächtlichen Schlaf rissen. Ich träumte von massiver Gewalt, erwachte mit furchtbarer Übelkeit und musste mich daraufhin häufig übergeben. Aber ich begann in solchen Momenten kreidebleich zur Schwester zu gehen.

Häufig fühlte ich mich wie in einem Film. Alles um mich herum erschien mir unreal und fremd. Es waren schreckliche Zustände, in denen ich einfach nur funktionierte. Ich dachte an zuhause, an meine Freunde, an meine Arbeit und die Kollegen. Dabei stellte ich mir vor, sie würden mich so zu Gesicht bekommen. Grauenvoll!

Also verdrängte ich diese Gedanken schnell aus meinen Vorstellungen. Es baute mich auf, dass ich viel Post bekam. Das Leben draußen ging zwar ohne mich weiter, aber ich war nicht in Vergessenheit geraten.

Was mir zusätzlich sehr zu schaffen machte, war die Therapieform Körperwahrnehmung. Sie trieb mich anfangs an meine Grenzen, als es um das Thema ging: ‚Sich etwas Gutes zu tun'. Im Gegensatz zu den anderen Patienten blieb ich wie erstarrt auf meinem Stuhl sitzen, weil sich alles in mir sträubte und stattdessen riesige Aggressionen in mir aufbrodelten. Ich wollte nichts zulassen und konnte mich nie nicht so gehen lassen wie die anderen Gruppenmitglieder. Je mehr die Therapeutin auf mich einredete, desto angespannter wurde ich.

„Warum lassen Sie Ihre Aggressionen jetzt nicht einfach heraus?", fragte sie mich schließlich. „Vielleicht tun Sie sich damit ja auch etwas Gutes." Aber ich wusste, wenn ich das wirklich täte und hier ausrasten würde, säße ich wohl anschließend in der Geschlossenen. Alles in mir zog sich zusammen und ich bekam stattdessen Schneidedruck.

„Ich möchte zurück in mein Zimmer", erwiderte ich abwesend.

„Nein, Sie bleiben hier!", lautete die knappe Antwort.

Da die Therapeutin beharrlich blieb, verabschiedete ich mich innerlich. Ich schaute bewusst an ihr vorbei, gab keine Antworten mehr und versuchte ignorant meine angespannten Muskeln zu zählen. Als die Stunde vorbei war, lief ich in mein Zimmer, drehte die Musik auf volle Lautstärke und rauchte eine Zigarette. Was war bloß für ein Monster in meinem Kopf? Was quälte mich nur so?

Es dauerte keine fünf Minuten, da stand ein Pfleger im Zimmer. „Machen Sie bitte die Musik leiser und die Kippe aus. Ihre Körpertherapeutin hat angerufen, weil sie sich Sorgen über suizidale Tendenzen bei Ihnen macht."

»Was soll das nun wieder?«, überlegte ich.

„Ich bin soundso der letzte Dreck – und dem letzten Dreck kann ich einfach nichts Gutes tun. Auf Wiedersehen!", antwortete ich ihm schroff.

„Ich lass Sie jetzt lieber erstmal allein. In einer Stunde schaue ich noch mal nach Ihnen", erwiderte der Pfleger.

„Tu, was du nicht lassen kannst!", murmelte ich unhörbar. „Ich brauche keinen Aufpasser."

Unterdessen entwickelten Marcus, Steffi und ich unsere eigene Therapie. Als Gleichgesinnte, die alle nicht fähig waren in der Welt draußen zu überleben, verhielten wir uns auch so. Fast jeden Abend verließen wir das Klinikgelände, spazierten zu den nahegelegenen Bahnschienen und veranstalteten dort ein ohrenbetäubendes Schreikonzert. Wir brauchten uns ja nicht voreinander verstecken, denn wir saßen im selben Boot und nahmen uns gegenseitig so verrückt und kaputt an, wie wir waren.

Es dauerte nicht lange, bis an den benachbarten Häusern die Lichter an- oder ausgingen. Wahrscheinlich standen die Leute nun kopfschüttelnd hinter den Fenstern. Doch wir brüllten unsere obszönen Schimpfwörter weiter mit aller Aggression in den Himmel. Es hätte wohl kaum jemand gewagt uns daran zu hindern. Marcus wirkte mit seiner Bomberjacke und Mütze, die er tief ins Gesicht gezogen hatte, bedrohlich und gefährlich.

Und zu vergessen war auch nicht, wie nahe die Psychiatrie lag. Aber es machte Spaß, sich als sogenannter Irrer, ebenso irre zu verhalten. Es war unsere Art der Kompensation. Hatten wir uns ausgepowert, kehrten wir erleichtert und lachend zurück. Wohl keiner der versteckten Gaffer ahnte, welche sensiblen Seelen tatsächlich hinter den drei komischen Gestalten steckten, die regelmäßig für ein öffentliches Ärgernis sorgten.

Die Körperwahrnehmung blieb anstrengend und schlimm. In der nächsten Sitzung eskalierte es abermals. Die Therapeutin bat uns, herumliegende Gegenstände im Raum auszuwählen, die uns an unsere Kindheitstage erinnerten.

Spontan wählte ich einen rosa Stoffhasen aus, denn mein erstes Kuscheltier war ein verblüffend ähnliches gewesen. Anschließend sollten wir eine bequeme Position mit einer Wolldecke einnehmen und in eine traurige

Erinnerung eintauchen. Ich dachte, buchstäblich verrückt zu werden. Mir wurde heiß und kalt. Innerlich stieg eine rasende Nervosität in mir hoch, ich krümmte mich in meine Decke und hatte das Gefühl meinen Körper zu verlassen. Alles wurde wieder irreal und ich fühlte einen unwohligen Schwebezustand. Innerhalb weniger Minuten nahm ich nichts mehr von meiner Umgebung wahr. Vor meinem inneren Auge tauchten schreckliche Bilder auf. Ich sah das erregte Geschlechtsteil eines Mannes bedrohlich auf mich zukommen und konnte diesen Zustand nicht stoppen.

Wie lange ich dort so lag, weiß ich wirklich nicht mehr. Irgendwann drang eine Stimme zu mir durch: „Ramona, sind Sie noch bei uns?"

Ich konnte nur wimmern statt zu antworten und die Therapeutin brachte mich diesmal sofort auf meine Station. Das Nächste, was ich wieder bewusst realisierte, war, dass ich in meinem Zimmer lag und Marcus mir über meinen Rücken streichelte. Wie war ich in mein Bett gekommen?

Frau H. nahm sich viel Zeit für mich. „Sie waren in einem dissoziativen Zustand. Das ist ein Schutzmechanismus, der die Seele vom Körper abspaltet. So etwas kann passieren wenn eine psychische Belastung zu stark wird oder sich ein Mensch in akuter Lebensgefahr befindet. Es sichert das seelische Überleben. ", erklärte sie mir.

Das Ereignis machte mir große Angst. Gefühle des Unrealen waren mir zwar mittlerweile bestens bekannt, allerdings hatte es noch nie solche Ausfälle gegeben. Am meisten erschreckte mich das Bild, welches ich gesehen hatte. Woher kam das? Was bedeutete es? Um Himmels Willen, gab es da noch mehr in meiner Vergangenheit?

Mich quälte die Vorstellung den Verstand zu verlieren und ängstlich sah ich der Zukunft nach dem Klinikaufenthalt entgegen. Statt mehr schlecht als recht zu funktionieren, wollte ich leben. Es war grausam und schlimm. Stück für Stück zerstörte ich mich selbst. Zum ersten Mal konnte ich mir diese Tatsache ehrlich eingestehen.

Nadine und ihre Therapieerfolge fielen mir dann ein. Es war scheinbar möglich. Doch galt das auch für mich?

Ich begann hart an mir zu arbeiten. Doch trotz meines erwachten Kämpferherzes verließ mich jenes imaginäre Bild aus der Körperwahrnehmungsübung nicht.

Mich beschlich zunehmend das mulmige Gefühl, dass tief in mir, noch etwas – ein bedrohliches Wissen – schlummerte.

Zuweilen, wenn ich den Mut fand in mich hinein zu horchen, spürte ich ein kleines Mädchen, das versuchte, sich bemerkbar zu machen. Aber der Mund war ihr wohl zugeklebt, Arme und Beine gefesselt. Deshalb konnte sie weder laut schreien, noch um sich schlagen. Doch wann hatte ich sie gefesselt? Und warum? Es war zu früh, um hinzuschauen. Auf keinen Fall durfte ich sie wahrnehmen. Sie war wie ein Splitter, der sich bei jedem Gedanken an ihr Schicksal mehr und mehr in mein blutendes Herz bohrte.

Ich bat meine Mutter um ein gemeinsames Therapiegespräch mit der Oberärztin und Frau H., dem sie zustimmte. Jedoch den Kontakt zu meinem Vater herzustellen, erschien mir unmöglich. Meine Mutter und ich sprachen uns in allen Einzelheiten aus.

„Du kannst dir nicht vorstellen, wie sehr ich alles bedauere!", betonte sie. „Glaube deiner Wahrnehmung, du kannst ihr beruhigt trauen. Alles ist so geschehen. Ich selbst habe lange die Augen vor allem verschlossen, doch jede Narbe an deinem Körper erinnert mich an meine einstigen Fehler."

Wir fingen an zu weinen. Ich spürte eine große Erleichterung und viel Liebe zu meiner Mutter. Freiheit von Leiden erfordert ein tiefgehendes Annehmen dessen, was ist. Das habe ich da begriffen. Es ist der einzige Weg aus der Hölle hinaus. Schmerz führt nur zum Leiden, wenn man sich weigert den Schmerz anzunehmen.

Ich ging weiter zur DBT und arbeitete mit Frau H. Mit ihr bastelte ich einen Notfallkoffer für Zuhause. In der Kunsttherapie malte ich unzählige Bilder. Zur Therapie der Körperwahrnehmung zwang ich mich. Wenn mich meine Monster erneut einholten, sprach ich mit dem Pflegepersonal. Zunehmend konnte ich meinen Gefühlen konstruktiv freien Lauf lassen. Es ging mir langsam, aber stetig besser. Selbst das Schneiden verlor mehr und mehr seine Priorität.

Offiziell für stabil erklärt, wurde ich nach fast vier Monaten zurück in die Welt geschickt. Der Abschied war schwer. Viele Mitpatienten, besonders Marcus und Steffi, waren mir ans Herz gewachsen. Wir hatten so viel zusammen durchgestanden. Aber auch das Pflegepersonal und Frau H. hatten wunderbare Arbeit geleistet.

´Auch knorrige Bäume blühen! Viel Freude beim Wachsen!` Diese schönen Worte schrieb mir mein Bezugspfleger zum Abschied in ein Notfallbuch. Ich versprach, das nicht zu vergessen.

Mit einem lachenden und einem weinenden Auge verließ ich die Klinik. Mein Selbstbewusstsein war frisch renoviert. Soviel hatte ich über mich erfahren. Ich wusste nun, wieso ich so dachte, handelte und empfand. Dass ich jedoch nur um den Eisberg herumgeschwommen war, konnte oder wollte ich zu diesem Zeitpunkt nicht ahnen.

Alles war gut. Und ich wollte blühen!

Showdown

Schon nach wenigen Tagen begann ich wieder zu arbeiten. Vorerst befand ich mich in einem Wiedereingliederungsprojekt und begann mit nur vier Stunden täglich. Auf der Arbeit fühlte ich mich merkwürdig. Ich hatte das Gefühl, eine fremde Welt zu betreten, aber ich bewältigte die anfallenden Aufgaben ohne größere Probleme.

Marcus und ich sahen uns regelmäßig an den Wochenenden. Wir hatten eine kleine Liebelei begonnen und anfangs lief wirklich alles gut und geregelt.

Doch dann geschah etwas Merkwürdiges. Von jetzt auf gleich überfiel mich eine furchtbare Traurigkeit, die im nächsten Moment von einer verhängnisvollen, inneren Leere abgelöst wurde. Mir war nicht klar, was es konkret war, aber die destruktiven Gedanken in meinem Kopf begannen wieder zu rasen.

Meine Suche nach einem passenden Therapeuten blieb erfolglos, die abgebrochene Beziehung zu meinem Vater wurde wieder aktuell und ich sog sämtliches schlechtes Klima meiner Umgebung wie ein Schwamm in mich auf. Dabei zwang ich mich, mir zu sagen, dass alles prima sei, aber ich realisierte, wie schwer es war, Gelerntes umzusetzen. Zwar hatte ich mich sehr verändert, jedoch mein Umfeld nur wenig. Im Vergleich zur Klinik war es schwer, stabil zu bleiben.

Es schlug mich regelrecht aus den Schuhen, und von heute auf morgen trug ich keinerlei Hoffnung mehr in meinem Herz. Nadine betrachtete meinen plötzlichen, unerwarteten Absturz mit großer Sorge.

„Du rufst ab heute Abend täglich bei mir an, ansonsten breche ich deine Tür auf oder hole den Notarzt", befahl sie mir. „Mach bitte keine Dummheiten. Ich bin jederzeit für dich da!"

Die unausgesprochene Dummheit jedoch, auf die sie anspielte, lauerte schon längst in meinem Kopf. Der Gedanke daran machte mich sonderbar ruhig. Was war das schon für eine beschissene Perspektive? Da kam ich aus der Klinik und stürzte wieder ab ... was sollte dieses verdammte Leben? Ich würde es doch nie schaffen. Das ganze Gerede, die ganzen Zwänge, denen man sich unterwarf. Wofür das alles?

Ich war nicht so stark wie Nadine, ich war ein Versager. Mein liebevoll, bestückter Notfallkoffer, dessen Inhalt aus herzlichen, zu Papier gebrachten Worten von Mitpatienten und Pflegepersonal, einem selbstgemeißelten Engel aus Stein, einem gelben Noppenball, mehreren Räucherstäbchen, sauren Gummibärchen und noch vielen weiteren Tipps und Skills für den Notfall bestand, stand verlassen in der Ecke und wurde von mir mit hoffnungslosen Blicken und anschließender Ignoranz bedacht.

Und dann geschah es!

Es war Ostern. Mein Pflichtbewusstsein und schlechtes Gewissen an den Feiertagen auszufallen, trieb mich an diesen Tagen noch auf die Arbeit. Nach jener durchquälten Woche jedoch saß ich eines Abends in meiner Wohnung und dachte: »Jetzt tust du es!«

Es war fast wie eine Botschaft von Gott. Na schön, es war enttäuschend, dass Gott mir nicht mehr zu sagen hatte als: ´Bring dich um!` Aber ich machte dem lieben Gott keine Vorwürfe. Was sollte er mir sonst schon raten?

Ich ging zum Küchenschrank und holte mir etwas zum Trinken. Daraufhin wühlte ich in meiner Tablettenbox und schluckte ein paar Tabletten Diazepam. Dann holte ich eine Rasierklinge aus dem Badezimmer und betrachtete lange mein linkes Handgelenk, bevor ich die blinkende Klinge ansetzte. In diesem Moment konnte ich die ganze Last spüren – die Bürde der Einsamkeit von allem, was schief gelaufen war. Im Hintergrund lief das Lied ‚Gib mir mehr Himmel' von Rosenstolz.

Die Melodie werde ich in diesem Zusammenhang wohl niemals vergessen können. Noch heute bekomme ich bei dem Gedanken an diese Klänge eine Gänsehaut und sehe, wie das Blut auf meinen Fußboden tropft …

Für mich gibt's keine Uhr,
es ist ewig schon zu spät.
Das immergleiche Ticken
macht mich längst nicht mehr verrückt.
Und ich frag mich nicht, wozu denn auch?
Bin ich denn wirklich noch dabei?
Steh ich mittendrin
und seh' ich deshalb gar nichts mehr,
geht's mir viel zu gut
und fühl ich deshalb mich so leer?
Will nur noch fort … nur noch fort!

Denn selbst der Himmel war nur geklaut,
all seine Farben zu schnell verbraucht.
Ich hab mich grade selbst verpasst
und heut hol ich mich nicht mehr ein.
Mehr Himmel … gib mir mehr Himmel!
Mein Lachen ist nicht echt,
doch meine Tränen umso mehr.
Ich leb als würde ich ewig leben,

das nur nebenher.
Meine nächste Zigarette ist das
einzige was mich aufrecht hält.
Ich hab mich nie getraut
übers Ziel hinaus zu seh`n,
hielt mich fest an meinen Plan,
immer in der Mitte steh`n,
jetzt muss ich fort ... ich will jetzt fort.

Denn selbst der Himmel war nur geklaut,
all seine Farben zu schnell verbraucht.
Ich hab mich grade selbst verpasst
und heut hol ich mich nicht mehr ein.
Mehr Himmel ... gib mir mehr Himmel!
Ich hab mich niemals fortbewegt,
und doch flog ich am Ziel vorbei.

Rosenstolz – Gib mir mehr Himmel

Ohne eine Spur von Angst zu spüren, schnitt ich mir meine Pulsadern läng-lich auf. Es waren zwei lange Schnitte ... Das Blut lief und lief. Ich kam mir so beladen vor, dass ich mir fast sicher war, ich würde in Nullkommanichts sterben und den Weltrekord im Verbluten aufstellen. Eine ganze Weile saß ich seelenruhig in meinem Wohnzimmer und starrte auf mein blutendes Handgelenk. Plötzlich durchfuhr mich ein Impuls. Nadine fiel mir ein, die in diesen Stunden auf meinen Anruf warten würde. Sie war diejenige, die mich finden würde. Oh Gott! Schuldgefühle! Diese verdammte Schuld!
Konnte ich ihr das antun? Niemals!!!
Nicht meiner Freundin Nadine!
Mittlerweile war mir ziemlich schwindelig, dennoch griff ich zu meinem Handy und rief sie an. „Ich hab Scheiße gebaut!", war alles, was ich sagte. Tiefe Verzweiflung machte sich in mir breit. Ich saß jetzt nicht hier, meine Freundin anrufend, weil ich plötzlich zur Vernunft gekommen war. Nein, ich saß hier nun, weil dieser Abend genauso in die Hose ging, wie alles andere auch. Was gleich passieren würde, konnte nur in einer psychiatrischen Anstalt enden. Lieber Himmel, ich konnte mich nicht mal selbst umbringen, ohne es zu verbocken!
Nur unmittelbar später traf Nadine mit ihrem Freund Georgios bei mir ein. Ich kann mir nicht mehr ins Gedächtnis rufen, wie oder ob ich die

Haustür geöffnet habe. Aber ich erinnere mich an Georgios, der sich bestürzt umdrehte, als mir Nadine mit zitternden Händen sofort Kompressen auf die Wunden drückte.

„Ich bringe dich jetzt in die Klinik, ob du das willst oder nicht! Es geht um dein Leben!!!", machte sie mir unmissverständlich klar.

Damit hatte ich gerechnet. Es war nur eine logische Konsequenz dessen, was ich mir angetan hatte. Bedingungslos und ohne Gegenwehr fügte ich mich in mein Schicksal.

An diesem Abend regnete es in Strömen. Georgios fuhr uns im Eiltempo in die Klinik, aus der ich vor nur wenigen Wochen entlassen worden war. So belastend diese Situation für uns alle war, so behielt meine Freundin starke Nerven und ordnete ihre Gedanken, indem sie Georgios trotz der Notlage wohlwissend an dem Krankenhaus vorbei befahl, wo ich arbeitete. Nadine streichelte mich permanent. Ich fühlte mich die komplette Autofahrt über wie in einer Art Wachkoma – äußere Anzeichen für Leben, aber ohne den entsprechenden Inhalt.

Als wir den Klinikparkplatz erreichten, lief mir das Blut bereits in Strömen aus dem Ärmel. Ich wurde vom diensthabenden Psychiater empfangen. Leichtsinnig löste er den durchtrieften Druckverband, um nach der Verletzung zu schauen. Sofort spritzte ein Schwall Blut wie eine Fontäne auf seinen lupenreinen, weißen Kittel. Er schickte mich postwendend in die chirurgische Abteilung. Da wurde ich schnellstens versorgt und anschließend ging es zurück in die Psychiatrie.

Der Dienstarzt war ein Idiot, ich mochte ihn von vornherein nicht, empfand ihn als unsensibel und kühl.

„Sie gehören zur Krisenintervention auf die geschlossene Abteilung", sagte er tonlos zu mir.

Verzweifelt brach ich in Tränen aus.

„Verabschieden Sie sich jetzt draußen von Ihrer Freundin und dann kommen Sie mit mir mit!"

In meinem Kopf raste es. Ich konnte nicht aufhören zu weinen.

„Wofür stehen eigentlich Ihre Tränen?", fragte mich der Arzt überaus selbstherrlich.

Scheinbar glaubte dieser Mensch, ich hätte mir aus Spaß das Handgelenk zerschnitten. Niedergeschmettert taumelte ich aus dem Sprechzimmer, um mich von Nadine und Georgios zu verabschieden. Mittlerweile war auch Marcus eingetroffen und hatte Tränen in den Augen. Alle drei umarmten mich ganz fest. Sodann brachte mich der Arzt auf die geschlossene Station.

Zuallererst bekam ich ein starkes Beruhigungsmittel. Das Diazepam, welches ich zuhause bereits geschluckt und dessen Einnahme ich hier verschwiegen hatte, wirkte auf meinen angespannten Körper nur noch wie eine handvoll Smarties. Insgeheim hoffte ich, dass der erneute Medikamentencocktail sein übriges erledigte und mich für immer einschlafen lassen würde … Dann wurde ich körperlich untersucht. Auch meine Taschen wurden schamlos nach auffälligen Gegenständen, die ich zu Zerstümmelungswerkzeugen manipulieren könnte, durchwühlt. Leibesvisitation – wie ekelhaft!

All das erlebte ich nur noch wie in einem Traum. Irgendwann kam ich auf mein Zimmer … Überwachungsraum. Mein Bett stand an der Tür vor einer großen Glasscheibe, hinter welcher das Schwesternzimmer lag und von dem aus das Personal mich und meine zwei Bettnachbarinnen permanent beobachten konnte. Wie elend ich mich fühlte!

Meine Ausbildung in der Psychiatrie kam mir in den Sinn. Da hatte ich auf der anderen Seite gesessen. Nachdem sich die Tür hinter mir geschlossen hatte, kauerte ich mich auf mein Bett und weinte erneut jämmerlich. Nach einem Blick durch die Glasscheibe kam die Nachtschwester noch einmal zurück und bot mir ein Gespräch an. Aber ich wollte niemanden mehr sehen. Ich fühlte mich wie ein kleines Kind und wünschte mich in den Schoß meiner Mutter. Wie gern hätte ich ihr jetzt all meine Sorgen erzählt. Dennoch wusste ich, dass sie davon nie erfahren durfte. All das war zu schrecklich!

„Mama, hilf mir!", wimmerte ich in mein Kissen.

Mein Adrenalinpegel musste gewaltig sein. Erst früh am Morgen holte mich der Rausch ein und ließ mich einschlafen. Nach höchstens ein bis zwei Stunden Schlaf wurde ich unsanft geweckt.

Ein Pfleger polterte ins Zimmer. „Wollen Sie nicht endlich aufstehen und frühstücken?", wies er mich unsanft zurecht.

Ich wusste nicht, wie mir geschah und musste mich erst orientieren, bevor mich der Schrecken der letzten Nacht, durch den höllischen Schmerz in meinem verbundenen Handgelenk, wieder einholte. Deutlicher konnte kein Anzeichen für Leben sein.

„Weiß nicht", murmelte ich schließlich.

„Na, Sie können es sich ja noch überlegen", bemerkte der Pfleger unfreundlich.

Während dieses emotionalen Attentats realisierte ich erneut, wo ich gelandet war. Jetzt, bei Tageslicht, war der Anblick dieser ungeputzten Glasscheibe noch erschütternder. Es war acht Uhr am Morgen. Mühsam setzte ich mich auf. In diesem Moment klingelte plötzlich mein Handy. Das fehlte mir gerade noch.

„Hallo Ramona", vernahm ich am anderen Ende die Stimme einer Arbeitskollegin. „Wir haben heute Nacht einen Anruf von deiner Freundin bekommen, die uns sagte, du seiest krank. Das Team ist ein bisschen ärgerlich darüber, weil du dich nicht selber abmeldest und wir gar nicht wissen, was los ist und wie lange du nun ausfällst."

Sprachlos starrte ich gegen die Glasscheibe.

„Hallo?", erklang ihre Stimme erneut und schreckte mich aus meiner Trance auf.

„Ähm … ja", stotterte ich. Mein Gott, ich musste sturzbesoffen klingen.

„Ich bin zur Krisenintervention", war alles was mir einfiel. „Ich weiß nicht, wann ich wiederkomme."

In Wirklichkeit wollte ich noch vor wenigen Stunden nie mehr irgendwohin kommen. Zum ersten Mal in meinem Leben war ich der modernen Technik äußerst dankbar, dass es zu dieser Zeit noch keine Handys mit Videokonferenz gab.

„Dann dir gute Besserung", wünschte mir meine Kollegin verunsichert und legte auf.

Wie makaber war doch dieses verdammte Leben!

Danach quälte ich mich aus dem Bett und taumelte zum Waschbecken. Als ich aufschaute, erschrak ich fürchterlich beim Anblick meines eigenen Spiegelbildes. Mein Gesicht präsentierte mir mehr dunkle Ränder als Augen und ich war leichenblass. Ich erinnerte mich selbst an einen Junkie von der Straße. Mit dem Wunsch, den Spiegel zu zertrümmern, schaute ich weg, und stolperte mit einem beachtlichen Medikamentenüberhang und viel zu wenig Blut im Körperkreislauf auf den Flur. Mich an den Wänden festhaltend, tastete ich mich in den Speisesaal.

»Verdammt, was haben die dich abgeschossen!«, quälten sich die Gedanken durch mein verlangsamtes Hirn. Dabei verdrängte ich wohlwissend meinen eigenen Betäubungsmittelkonsum der letzten Nacht. Endlich an einem Tisch angekommen, würgte ich mir ein Brötchen hinunter, trank einen Kaffee aus einem Pappbecher und verkroch mich nach erneuter Drogenausgabe wieder in mein Bett.

„Bitteschön!"

„Dankeschön!"

Mir war es egal, ob ich weiter ‚abgeschossen' würde. Hier war Endstation. Wer wollte das schon realisieren? Denken war mit meinem blutleeren Hirn jetzt sowieso nicht möglich.

Trotz enormer körperlicher Erschöpfung und Einschränkung fand ich keine wirkliche innere Ruhe. Draußen auf dem Flur kreischten die Psychotiker. Meine Bettnachbarin fragte mich zudem immer wieder mit panischem Unterton in der Stimme: „Hast du mit schwarzer Magie zu tun? Wenn ich dich anschaue, sehe ich den Teufel vor Augen!"

Jetzt musste ich zum ersten Mal lächeln.

»Na bravo. Durchschaut!!!«

Gegen Mittag wurde ich zur Ärztin gerufen.

„Sind Sie froh, dass es nicht geklappt hat?", fragte sie mich viel feinfühliger als der nächtliche Dienstarzt.

„Ja und nein", lallte ich.

„Nein, weil sich ja meine Probleme nicht geändert haben und ich nicht weiß, wie es weitergehen soll. Ja, weil ich liebe Freunde und meine Mutter habe. Für sie wäre es ganz schlimm, wenn ich mich wirklich aus dem Staub gemacht hätte."

Die Ärztin hörte mir ruhig zu.

»Ach Mama ...«, dachte ich erneut wehmütig. Wieder schossen mir die Tränen in die Augen. Dann erklärte ich der Ärztin weiter: „Obwohl das Leben sicher schöne Seiten hat, waren die gestern einfach nicht mehr existent. Ich habe mein Äußeres verletzt, um mein Innerstes zu töten."

Insgesamt drei Tage musste ich auf der ‚Geschlossenen' bleiben. Eine für mich schier endlose Zeit, gefüllt mit grauenvollen Erfahrungen. Dass hier Menschen teilweise Wochen und Monate verbrachten, wollte ich gar nicht hören. Außer den Mahlzeiten gab es nichts zu tun. Ich durfte nicht raus, durfte keinen Besuch empfangen und die meisten Leute um mich herum waren der Realität so fern, dass kein vernünftiges Gespräch mit ihnen möglich war.

Der Fernseher wurde erst ab 18.00 Uhr vom Pflegepersonal eingeschaltet. Ständig schrie jemand herum, warf sich auf den Boden oder zog anderweitig die Aufmerksamkeit auf sich. Als ein psychotischer Mitpatient mein verbundenes Handgelenk sah, brüllte er lauthals: „Die wollte sich umbringen! Hilfe, die wollte Suizid machen! So eine schöne Frau!"

Der nächste Pfleger zerrte ihn dann von mir fort. Die halbe Zeit verbrachte ich im Bett oder Raucherraum. Letzterer glich einer Katakombe. Ein kalter, versiffter Raum, indem lediglich ein paar kahle Tische und Stühle standen. Die Wände waren gelb vom Rauch, hier und da mit Ufos bekritzelt, die Fensterbänke zum Teil zerschlagen und eine dicke Fensterscheibe hatte einen Sprung. Manche Mitpatienten saßen hier stundenlang ohne Beachtung und sabberten sich den Pullover voll. Ich wünschte mich nur noch weg. Wo war ich bloß gelandet?

Der einzige Lichtblick war das schmierige Patiententelefon, auf dem mich Marcus, Dirk und Nadine anriefen, sowie die SMS-Funktion meines Handys. Um jede Stunde war ich froh, die ich hier im Psychopharmaka-Rausch verschlief.

Das Pflegepersonal war richtig übel. Schlimmer noch als mein eigenes Befinden war für mich die Art, wie man hier mit einzelnen Patienten umging. Mitunter sah ich, wie behinderte Menschen von schreienden Pflegern am Nacken in ihre Zimmer gezerrt wurden.

„Hier wird nicht rumgebrüllt. Wenn hier einer brüllt, bin ich es!"

Diesen Satz werde ich im Zusammenhang mit den Torturen auf dieser Station niemals vergessen! Das waren die Botschaften, welche das Pflegepersonal unverblümt aussprach und bei Fehlverhalten mit äußerst niedriger Toleranzgrenze, gewaltvoll durchsetzte. Der geschlossene Psychiatriealltag war allgegenwärtig und erschien mir schlimmer als der Knast. Die Menschen in dieser Einrichtung waren jedoch keine Kriminellen, sondern einfach nur krank oder geistig behindert. Hier ging es nicht um Krankenpflege, hier ging es um Macht und Unterdrückung. Bat ich freundlich um etwas, bekam ich eine abweisende Antwort. Es interessierte niemanden, wieso ich sterben wollte. Hier war ich eine Irre unter vielen, die man nach Lust und Laune zurechtweisen konnte.

Am dritten Tag durfte ich Besuch empfangen und war überglücklich als Marcus vor mir stand. Nur wenig später rief mich der Oberarzt zu sich, gewährte mir Ausgang mit Begleitung und offenbarte mir, wenn ich nicht mehr suizidal sei und versprechen würde diverse Handlungen zu unterlassen, könnten sie mich heute aus Bettennot verlegen. Feierlich gelobte ich Besserung, der Arzt telefonierte mit Frau H. und diese nahm mich prompt wieder auf Station Anno auf.

Am liebsten hätte ich einen Freudentanz aufgeführt. In Windeseile packte ich meine Sachen zusammen. Nach einer kleinen Verzögerung wurde ich gegen Mittag verlegt. Wie die Tür der ‚Geschlossenen‘ hinter mir ins Schloss fiel, war ich überglücklich.

Draußen schien die Sonne. Ich ging mit Marcus spazieren und fühlte mich so frei wie nie.

Unfassbar, wie nah Freud und Leid doch beieinander lagen. In Erinnerung wird mir sicher immer der hysterische, psychotische Mitpatient bleiben. Als ich die Geschlossene verließ, rief er mir mit einem Male völlig geordnet zu: „Schöne Ramona, du gehörst hier nicht hin. Tue so was nie wieder; komm niemals wieder her! Ich wünsche dir alles Gute!!!"

Die Tage darauf kamen mir so vor, als sei ein schlechter Film an mir vorbeigezogen. Es schien, als wäre ‚Ich‘ das nicht gewesen. Jenes Gefühl steigerte sich von Tag zu Tag und stellte ein deutliches Zeichen meiner inneren Spaltung dar.

Irgendein schlauer Mensch hat mal gesagt: ˊUnser wirkliches Leben ist oft ein Leben, das wir gar nicht führen!ˋ

Und das konnte ich voll unterschreiben.

In meinem wahren Leben gab es durchaus glanzvolle Momente, Liebe und Wärme. Aber dies war nicht das Leben, das ich führte, was der Grund dafür gewesen sein mag, dass ich glaubte, es wegwerfen zu können. Das Leben, das ich führte, erlaubte mir nicht, der Mensch zu sein, für den ich mich hielt. Es erlaubte mir nicht mal den aufrechten Gang. Es kam mir vor, als ginge ich durch einen Tunnel, der enger und enger wurde, dunkler und dunkler, und mit Wasser vollzulaufen begann. Ich musste mich schon sehr klein machen, denn vor mir tat sich zudem eine Felswand auf, und mein einziges Werkzeug waren meine Fingernägel. Vielleicht empfindet das jeder so, aber das ist sicher kein Grund daran festzuhalten.

Jedenfalls, an diesem vergangenen Abend hatte ich es endgültig satt gehabt. Meine Fingernägel waren völlig abgewetzt und meine Fingerspitzen wund gescheuert. Ich konnte nicht mehr weiterscharren und meine scheinbar einzige Möglichkeit mich noch auszudrücken war, aus diesem, meinem unwahren Leben auszuchecken. Nur wurde natürlich nichts daraus.

Es fiel mir anfangs nicht leicht, die Geschehnisse so zu akzeptieren, wie sie passiert waren. Doch im Nachhinein erkannte ich, dass ich nicht wirklich sterben wollte, sondern, dass mich ein grauenvoller Affekt überrollt hatte. Alles in mir schrie nach Hilfe, auch wenn ich zeitweilig von dem Gedanken besessen gewesen war, zu sterben. Ich hatte es trotzdem geschafft Nadine rechtzeitig anzurufen. Schuldgefühle hin oder her.

Weitere zehn Tage verbrachte ich in der Krisenintervention auf Station Anno, dann bat ich um meine Entlassung. Es ging mir in verblüffender Weise sehr schnell besser.

Frau H. riet mir zwar noch länger zu bleiben, aber mich zog es mit aller Gewalt wieder ins Leben hinaus.

Ich hatte doch gelernt, besaß einen Notfallkoffer und um mich herum gab es so viele, liebe Menschen. Verdammt noch mal, jetzt musste ich meine Ressourcen richtig anwenden und um Hilfe bitten, wenn es nötig erschien.

„Sie brauchen unbedingt einen guten, ambulanten Therapeuten mit Trauma- und Borderline-Erfahrung", machte mir Fr. H. nachdrücklich in einem langen Abschlussgespräch klar.

„Leichter gesagt als getan. Es ist sehr schwer so jemanden zu finden. Wie Sie wissen, suche ich seit Monaten danach", entgegnete ich.

„Ich weiß. Mir ist die schwierige Situation um notwendige Therapieplätze bewusst. Aber geben Sie nicht auf! Auch ich bin jederzeit eine Anlaufstelle für Sie. Alles ist besser als suizidal zu werden. Selbst entlastendes ‚Schneiden' als letzte Konsequenz kommt eher in Frage als sich das Leben zu nehmen. Schauen Sie, Sie haben schon so viele Fortschritte gemacht. Noch vor Monaten hätten Sie sich nach solch einer Krise niemals so schnell erholt." Aufmunternd schaute sie mich an.

Sie hatte Recht. Ich musste lernen mich daran zu erinnern. Weiter sprachen wir über meine vielen Narben, insbesondere nun auch über die zwei auffälligsten an meinem linken Handgelenk.

„Wie gedenken Sie damit umzugehen? Vor allem, wie wollen Sie das auf Ihrer Arbeitsstelle erklären?", fragte Frau H.

Eine Antwort dafür hatte ich nicht.

„Ich weiß es noch nicht," stammelte ich. „Aber ich werde wohl lernen müssen, offen damit umzugehen."

Frau H. nickte bestätigend.

„Ich habe keine Lust mehr, mich zu verstecken. Soll ich im Hochsommer mit langen Ärmeln und auffälligen Armbändern herumlaufen?"

„Das liegt bei Ihnen", erwiderte meine Therapeutin lächelnd.

Wir waren uns offensichtlich darin einig, dass es mir viel Druck nehmen würde, wenn ich lernen könnte zu mir selbst zu stehen. Mich weiterhin beim Umziehen zu verstecken, wäre eher eine fortlaufende Qual und viel anstrengender als einmal ehrlich zu sein und den Augenblick zu ertragen.

Mit einem guten Gefühl verließ ich abermals die Klinik. Den sarkastischen, aber nicht bös gemeinten Spruch eines Pflegers: „Bis zum nächsten Mal", ignorierte ich. Wie hätte ich das auch jemandem übel nehmen können? Schließlich stand auf meiner Stirn mit fetten Großbuchstaben **BORDERLINE**!

Ich wusste zwar nicht, wohin mich die Zukunft führen würde, aber ich begriff plötzlich, dass ich in viel größeren Schwierigkeiten steckte, als ich geglaubt hatte. Das mag makaber klingen, wenn man bedenkt, dass ich ja vorgehabt hatte, mich umzubringen. Aber die Frage, die sich mir stellte, war: Wie viele Leute konnte ich noch vor den Kopf stoßen und wie oft konnte ich noch vor mir selbst wegrennen, ohne immer wieder am gleichen Ausgangspunkt, einer hohen, unüberwindbaren Mauer zu landen? Wie lang konnte ich noch so weitermachen bis man mich mit der Titulierung ‚Hoffnungsloser Fall' in eine Zwangsjacke quetschen würde? Nicht mehr lange, lautete die Antwort. Denn, wenn man irgendwann vor dieser Mauer steht und es nicht weitergeht, muss man in seinen eigenen Fußspuren zurückgehen. Und genau das nahm ich mir vor. Vielleicht passte dieser Pfad besser zu meinem Lebenszweck.

Belastungsproben

Die nachfolgenden Wochen stellten mich auf eine harte Belastungs-
probe. Zuallererst war da meine Beziehung zu Marcus, von der ich
befürchtete, dass der Problemcharakter zu groß werden würde. Wir
verbrachten schöne Tage miteinander, aber die immerwährende Ausei-
nandersetzung unserer Borderline-Problematiken gab mir zu denken.
Sicher konnten wir uns in vielen Belangen bestens verstehen, so war
es ja auch mit Nadine. Aber ließ sich darauf wirklich eine stabile Beziehung aufbauen?
Trotz aller Zweifel beschloss ich es zu versuchen, denn ich hatte Marcus
wirklich sehr gern. In meinem Hinterkopf blieb jedoch ein störendes, ro-
tes Lämpchen, das all dies wiederkehrend und kritisch in Frage stellte.
Nach wenigen Wochen kam der Abend, an dem wir zum ersten Mal miteinander schliefen. Ich war ziemlich angetrunken und in bester Stimmung, da ich zuvor auf einer Geburtstagsfeier ordentlich Alkohol getankt
hatte. Während des Aktes allerdings, der anfangs noch von mir gewollt
war, drehte sich in meinem Kopf ein Schalter um, welcher mir ein ent-
setzliches Gefühl von Angst, Ekel und Scham bereitete. Was geschah
hier schon wieder? Marcus merkte es nicht sogleich, obwohl ich das Gefühl hatte, zur Salzsäule erstarrt zu sein. Als er mich dann plötzlich fragte, was los sei, konnte ich ihm nicht antworten. Er hörte sofort auf und
machte sich bittere Vorwürfe.
„Ich habe das Gefühl, als hätte ich dich missbraucht", stammelte er unmittelbar auf mein Schweigen. „Ich wusste genau, welche Probleme du
mit Nähe hast und habe es in deinem alkoholisierten Zustand trotzdem
drauf angelegt."
Während er so selbstverurteilend sprach, beschlich mich blitzartig ein
grausiges Gefühl. Dabei spürte ich den deutlichen Impuls, mir den ganzen Körper aufzukratzen. Ich merkte, in welche Grenzsituation ich wieder zu schlittern drohte und bat Marcus um eine Diazepam-Tablette.
Nachdem ich sie hinuntergespült hatte, schlief ich ein.
Am nächsten Morgen war ich verwirrt und unglücklich. Auch Marcus
wirkte sehr bedrückt, aber ich versuchte, ihm mit Worten seine Schuldgefühle zu nehmen.
Als ich nach Hause fuhr, wusste ich, dass diese Beziehung keine Zukunft hatte. Zweifelsohne war ich noch nicht soweit. Ich musste auf mich
achten, auf meine innere Stimme hören, sicherstellen, dass ich nichts
machte, was mir nicht gut tat. Nach ein paar Tagen Bedenkzeit beendete
ich die Beziehung. Dies schmerzte Marcus sehr aber ich bemühte mich,
trotz eines Stiches im Herz, keine Schuldgefühle zuzulassen.

Ich ging wieder arbeiten. Schon am ersten Arbeitstag traf mich der nächste Schlag: Von heute auf morgen wurde ich versetzt. Zack!

Auf meiner lieb gewonnenen Station musste ich die Sachen packen und die Menschen, die mir hier unbewusst so viel Halt gegeben hatten, verlassen. Der Grund für diese Versetzung war eine schwangere Schwester, die auf der Isolierstation nicht weiter arbeiten durfte und dessen Platz ich nun im Austausch einnehmen musste. Meine erste Reaktion war Wut. Ich fühlte mich zurückgewiesen, verraten und bestraft. Dann folgte eine große Portion Trauer. Den ersten Tag auf meiner neuen Station verbrachte ich mit kontinuierlichen Tränen in den Augen.

Unverzüglich wurde mir von sämtlichen Mitarbeitern nahe gelegt, dass ich mich anzupassen hätte und vorsichtig mit allem sein müsste, was ich hier sagen würde. Super! Das waren ja beste Voraussetzungen.

»Bleib stark«, munterte ich mich selbst auf. »Zeig diesen Leuten hier, wo der Hase lang läuft. Mach das Beste draus und akzeptiere, dass sich die Lage in diesem Moment nicht ändern lässt, vielleicht aber in Zukunft besser wird!« Radikale Akzeptanz. Gesagt, getan.

Auf Station zog ich kurzärmelige Kasacks an und offenbarte der Stationsleitung: „Von den Warnungen meiner neuen Kollegen lasse ich mich nicht einschüchtern. Zwar werde ich meine Arbeit korrekt verrichten, aber ich akzeptiere keine Ungerechtigkeiten, die gegen meine Person gehen!"

Die Grenzen waren klar formuliert, die Stationsschwester sprachlos. Ich spürte die Blicke auf meine Narben und dennoch hielt ich sie aus. Die Scham war groß, aber es lag mir fern, die Anwesenden damit zu provozieren. Meine Achtung vor mir selbst, beinhaltete die Einstellung, dass ich mit diesen Narben genauso viel wert war wie alle anderen Menschen. Irgendwann war es ganz einfach, denn glücklicherweise kam niemand auf die Idee mich unangemessen damit zu konfrontieren.

Schließlich sprach ich auch mit Alex, meiner früheren Freundin und Stationsleitung.

„Mittlerweile habe ich mich damit abgefunden, versetzt worden zu sein. Trotzdem bedaure ich es nach wie vor, da der Zeitpunkt äußerst brisant war. Aber ich kann damit leben. Jedoch freue ich mich, wenn ich zurückkommen kann, sobald die Austauschschwester ihr Baby bekommen hat."

Alex war genauso überrascht über meine Worte wie ich selbst. Aber es war die Wahrheit. Ich wusste, dass der Weg aus einer Misere heraus nicht der Fall ins Extreme sein konnte und durfte. Jetzt ließ ich es nicht mehr zu, dass mich einstige Zurückweisungen von meinem Weg abbringen konnten. Sie machten mich plötzlich nicht schwächer, sondern stärker – und sie bekräftigten meine Entschlossenheit.

„Das ist wahre Größe, die ich sicher nicht besitze!", antwortete mir Alex beeindruckt.

Mit Stolz erfüllt, gab ich in meinen Gedanken ein ähnliches Kompliment an sie zurück. Es war ebensolche Größe, mir nach all dem, was zwischen uns schief gelaufen war, so etwas zu sagen.

Nach Feierabend klingelte zuhause mein Telefon. Bis ich Marcus' Stimme hörte, dachte ich an nichts Schlimmes.

„Ich bin wieder in der Klinik!", teilte er mir knapp mit und ich wurde hellhörig. Das konnte nichts Gutes bedeuten.

„Ich habe einen Suizidversuch begangen", bestätigte Marcus mein mulmiges Gefühl. „Mehrere Tage lag ich auf der Intensivstation. Nun bin ich wieder auf Station Anno."

Mir wurde schwindelig. „Warum hast du das gemacht?", platzte es aus mir heraus.

„Na ja", stotterte er. „Du weißt doch, wie viel du mir bedeutest hast."

Ich war sprachlos und wusste nicht, was ich darauf erwidern sollte.

»Das darf nicht sein!«, hämmerte es unablässig in meinem Kopf.

„Fühl dich deshalb nicht schuldig! Meine Welt ist mit deinem Schlussstrich zusammengebrochen. Du warst für mich alles, was mir je lieb und wert gewesen ist", erklärte mir Marcus.

„Wie geht es dir jetzt?", bemühte ich mich die Fassung zu bewahren.

„Bereust du, was du getan hast?"

„Nicht unbedingt", lautete seine Antwort.

Auf meiner Seite herrschte entsetztes Schweigen. Ich war froh, als das Telefonat beendet war. Was er getan hatte, war in allen Belangen schrecklich. Dass er sein Leben wegwerfen wollte, stand an erster Stelle des Unfassbaren. Aber wie kam er dazu mich jetzt anzurufen, um mir ‚durch die Blume' zu offenbaren, dass ich der Anlass dafür gewesen sei? Und nach zwei Minuten den Zusatz hinzuzufügen, dass ich mich nicht schuldig fühlen soll?

Auf mein Entsetzen folgte Wut. Zuerst rief ich in der Klinik an. „ … damit Sie Bescheid wissen, Marcus spielt immer noch mit Suizidgedanken! Er hat mich gerade angerufen. Passen Sie bitte auf ihn auf", teilte ich dem Pflegepersonal knapp mit.

Dann legte ich auf und schenkte meiner Empörung den nötigen Raum.

„Nein, ich werde mich wirklich nicht schuldig fühlen!", schrie ich durch meine leere Wohnung. „Du bist für dein Leben selbst verantwortlich. So bekommst du mich nicht! Du hast mich nicht geliebt, du warst nur abhängig von mir!"

In der nächsten Zeit vermied ich es, Marcus zu besuchen oder ihm viele SMS zu schicken. Wenn ich der Anlass gewesen war, war es auch besser für ihn, diese Therapie ohne mich zu machen.

Es vergingen einige Wochen, als ich einen Brief von ihm erhielt. Nein, eigentlich war es kein Brief, es war ein Gedicht, dessen traurige Emotionalität keine weiteren, erklärbaren Worte brauchte:

Ich lebe schon nicht mehr in mir,
und ohne ihn kann ich nicht leben;
bleibe ich aber ohne ihn und mich,
was wäre dieses Leben?
Tausend Tode wird es mir bereiten,
da ich auf mein eigenes Leben warte,
sterbend, weil ich nicht sterbe.

Dieses Leben, das ich lebe,
ist Entzug des Lebens,
und so ist es ständig sterben,
bis ich mit dir zusammen lebe.
Höre, mein Gott, was ich sage:
Nach diesem Leben begehre ich nicht;
da ich sterbe, weil ich nicht sterbe.

Der Fisch, der aus dem Wasser kommt,
dem mangelt nicht die Linderung,
dass im Tod, den er erleidet,
er am Ende wirklich stirbt.
Welchen Tod wird es je geben,
der meinem jämmerlichen Leben zu vergleichen ist,
denn je mehr ich lebe, desto mehr sterbe ich.
Wenn ich mir Linderung davon erhoffe,
dich im Zeichen zu sehen,
schafft in mir noch größeres Leiden,
dass ich deiner mich nicht erfreuen kann;
alles trägt bei zu weiterer Pein,
weil ich dich nicht schaue, wie ich möchte,
und sterbe, weil ich nicht sterbe.

Und wenn ich frohlocke, meine Liebe,
in der Hoffnung, dich zu sehen,

bei der Einsicht, dass ich dich verlieren könnte,
wird mein Schmerz doppelt groß;
lebend in solchem Schrecken
und hoffend, wie ich hoffe,
sterbe ich, weil ich nicht sterbe.

Befreie mich von diesem Tod,
mein Gott, und schenke mir das Leben,
halte mich nicht gefangen
in dieser so festen Schlinge;
schau, wie ich mich mühe, dich zu sehen,
und mein Leid ist so umfassend,
dass ich sterbe, weil ich nicht sterbe.
Fortan werde ich meinen Tod beweinen
und über mein Leben klagen,
solange es gefangen bleibt
meiner Sünden wegen.
Oh mein Gott, wann wird es sein,
dass ich wahrhaft sagen kann:
Nun lebe ich, weil ich nicht sterbe.

Ich betrachtete lange Zeit das beschriebene Blatt Papier. Schmerzhafter war es wohl nicht zu formulieren, in welch einem zerrissenen Chaos sich Marcus befand. Von Ärger und Mitgefühl geplagt, stellte ich den Kontakt zu ihm wieder her. Es war mir ein starkes Bedürfnis, für Marcus eine Freundin zu sein, aber nicht mehr. Sein Gedicht spiegelte nicht nur seinen Liebeskummer wieder. Nein, es spiegelte sein ganzes gequältes Erleben. Genauso, wie ich es lange Zeit gefühlt hatte und auch noch fühlte.
Fortan telefonierten wir wieder miteinander, aber ich stellte nochmals klar, dass es keine Liebesbeziehung mehr zwischen uns geben würde. Mit den anfangs zweifelhaften Worten, dass er das nun begriffen habe, wuchs wieder unsere Freundschaft. Und erstaunlicherweise ging es Marcus zunehmend besser. Dies schrieb ich nicht unserer Verbundenheit zu. Viel eher verstand ich es so, dass auch Marcus erst tief stürzen musste, um sich aus der destruktiven Misere lösen zu können. Etwa ein Jahr später feierte er seinen ‚selbstverletzungsfreien‘ Jahrestag. Ich war mächtig stolz auf ihn. Er begann zu leben, weil er nicht starb.
Der Kontakt zu meiner Mutter wurde zunehmend wärmer. Unser Verhältnis hatte sich seit dem Klinikaufenthalt sehr zum Positiven verändert und

das erleben zu dürfen, war eine Wohltat. Wir machten Unternehmungen miteinander, telefonierten oft und besuchten uns gegenseitig. Ich begriff, dass man das Umfeld nicht ändern kann. Man vermag lediglich, sich selbst zu verändern. Das wiederum kann durchaus dazu führen, dass sich das Umfeld ebenfalls wandelt.

Meine Mutter wünschte sich zwar sehr, dass ich wieder Kontakt zu meinem Vater aufnehmen würde, aber das erschien mir als bedrohliches Grenzgebiet, auf dem ich mich weigerte, zu gehen.

Frau H. hatte mir eine Traumatherapie ans Herz gelegt. „Die ist überaus wichtig für Ihr weiteres Überleben! Allerdings setzt die Traumatherapie eine innere Stabilität voraus", hatte sie mir erklärt.

Für mich ging es darum, mir diese zu bewahren. Es war mir bewusst, dass mein Vater die Macht hatte, mich mit verletzenden Worten wieder in die Vergangenheit zurück zu katapultieren. Der Schmerz und die Erinnerungen daran brodelten noch zu tief in mir.

Zudem leugnete mein Vater alles. „Du übertreibst und hast die Hälfte erfunden", sagte er immer. „Das ist alles nicht so schlimm gewesen."

Worte, die auch ich mir lange Zeit zu Eigen gemacht hatte. Worte, die mir Schuld- und Schamgefühle bereiteten. Worte und Gefühle, die ich mich weigerte, weiterhin zu hören und zu fühlen.

Es war extrem schwierig einen neuen, ambulanten Therapeuten zu finden, von einem Traumatherapeuten ganz zu schweigen. Überall wurde ich auf endlos lange Wartelisten vertröstet. Nach Monaten bestand endlich die Aussicht bei einem ortsansässigen Psychotherapeuten aufgenommen zu werden. Die Praxis setzte sich telefonisch mit mir in Verbindung. „… welche Diagnose bringen Sie mit?", erkundigte sich die Sprechstundenhilfe.

„Borderline!", war meine knappe Antwort.

Eine unangenehme Stille folgte.

„Ich melde mich wieder bei Ihnen …."

Erneut vergingen Wochen. Dann rief ich wieder dort an um mich nach dem versprochenen, freien Therapieplatz zu erkundigen.

„Der ist bereits vergeben. Bis jetzt wieder einer frei wird, dauert es eine unbestimmte Zeit", eröffnete mir die bekannte Dame der Rezeption.

„Und wieso?", fragte ich gereizt.

„Wissen Sie, da kann immer mal was dazwischenkommen … Melden Sie sich doch in ein paar Monaten wieder bei uns", wimmelte sie mich ab.

Erbost und mit Tränen in den Augen legte ich auf. So lernte ich, am eigenen Leib zu spüren, zu welch ungern gesehener Patientengruppe ich gehörte.

Ich meldete mich dort nie wieder. Nach drei Monaten sprach mir die Frau plötzlich auf den Anrufbeantworter mit der Bitte um einen Rückruf. Welch eine Unverschämtheit!

Unzählige Male rief sie an und bequatschte meinen Anrufbeantworter. An ihrer langsam aufkochenden Ungeduld hatte ich meine helle Freude. Irgendwann erwischte sie mich allerdings doch „Haben Sie sich nach einem Therapieplatz anderweitig umgeschaut? Besteht überhaupt noch Therapiebedarf?", fragte sie spitz.

Verächtlich lachend legte ich auf. Jetzt hatte die Frau am anderen Ende der Leitung wenigstens eine Bestätigung für eine ungeliebte und unbequeme Borderline-Patientin.

Neue Hoffnung

Verzweifelt, aber unermüdlich suchte ich weiter und stieß schließlich im Internet auf eine Liste von Traumatherapeuten mit EMDR-Erfahrung.

Ich staunte nicht schlecht, als ich dort den Namen einer Kinder- und Jugendpsychotherapeutin las, die es tatsächlich hier in unserer Kleinstadt gab. Die Adresse hatte ich im Telefonbuch nie beachtet, weil es sich um eine Kinderpsychologin handelte. Als ich aber von der EMDR-Zusatzausbildung las, einer traumabearbeitenden Therapie, von der mir auch Frau H. berichtet hatte, witterte ich die Chance meines Lebens.

Sofort rief ich ihre Nummer an. „… behandeln Sie auch Erwachsene?" fragte ich vorsichtig.

„Selbstverständlich", bestätigte sie knapp.

„Super! Dann möchte ich einen Termin für ein Vorgespräch bei Ihnen", bat ich sie aufgeregt.

„Kein Problem. Morgen Nachmittag um 16.00 Uhr?"

Verblüfft über diese Spontaneität, jedoch ohne zu zögern, nahm ich den Termin an.

Nervös suchte ich am nächsten Tag die Praxis auf und betrat ein schönes Holzhaus, das scheinbar nur für therapeutische Zwecke eingerichtet war. Sofort spürte ich, dass hier einiges grundlegend anders war. Es gab viele gemütliche Räume, die alle esoterisch und einladend eingerichtet waren – keine kleinen Sprechzimmer mit kalten Schreibtischen, die überhäuft mit Unterlagen waren. Die Therapeutin empfing mich sofort, stellte sich als Juliane vor und führte mich in ein behagliches Zimmer. An einem großen Holztisch nahmen wir Platz.

„Warum kommen Sie zu mir?"

„Ich … ähm …, weil ich …", stammelte ich hektisch unzusammenhängende Einzelheiten.

Plötzlich fiel mir als Rettungsanker mein Entlassungsbericht von der Klinik ein. „Möchten Sie nicht lieber meinen Therapiebericht lesen?", fragte ich erleichtert, während ich schon in meiner Tasche nach ihm kramte.

„Hmm", brummte sie. „Zeigen Sie mal … obwohl mich das eigentlich nicht sonderlich interessiert."

Verwirrt reichte ich Juliane meine Epikrisen.

Sie überflog den Bericht und antwortete schließlich kühl und gelassen: „Ich halte nichts von Borderline-Störungen!"

»Was soll das denn?«, schoss es mir durch den Kopf.

Geschockt sah ich sie an. Wut stieg in mir hoch. Den Impuls aus dem Zimmer und der Praxis zu stürmen, unterdrückte ich.

„Ich halte nichts vom Stellen willkürlicher Diagnosen", ergänzte sie.

„Also, warum kommen Sie zu mir?"

Verwirrt starrte ich Juliane an und schluckte trocken. Das war ja interessant.

„Ich finde keinen Therapeuten, der mich mit dieser Diagnose aufnimmt", begann ich nach einer kurzen Pause. „Die Wartelisten sind endlos und ich stehe vor den Scherben meiner Vergangenheit. Vor drei Monaten habe ich einen Suizidversuch begangen und war in stationärer Behandlung. Die Klinik hat mich zwar ein Stück weitergebracht, aber ich brauche nach wie vor ambulante Therapie. Zu einem neuen Verhaltenstherapeuten will ich nicht, da ich diese alle durch habe. Außerdem hat mir meine Klinikpsychologin eine Traumatherapie, möglicherweise EMDR, sorgend ans Herz gelegt. Also habe ich gezielt nach Traumatherapeuten im Internet gesucht und dabei Ihre Adresse gefunden. Es ist mir sehr wichtig, diese Therapie zu machen."

Zunächst ließ Juliane meine Erklärung auf sich wirken und schwieg. Unruhig wartete ich auf ihre Antwort.

„Ich kann mir vorstellen mit Ihnen zu arbeiten, obwohl ich Suizidversuche skeptisch betrachte", erklärte sie endlich. Erleichtert atmete ich auf.

„Überschlafen Sie zunächst Ihre Entscheidung und teilen mir bitte in einigen Tagen mit, wie Sie sich endgültig entschieden haben", bat sie mich.

„Das werde ich", stimmte ich zu.

Damit war unser Gespräch beendet. Beeindruckt verließ ich das Holzhäuschen. Schon jetzt war mir klar, dass ich zusagen würde.

Die ersten Sitzungen waren äußerst unangenehm für mich. Es fiel mir schwer, schon wieder einem fremden Menschen meine geschichtlichen Abgründe und die damit zusammenhängenden Gefühle zu offenbaren. Aber Juliane hatte eine andere Art die Dinge anzugehen, als ich es bei den meisten Therapeuten erlebt hatte.

Zu einer der darauffolgenden Sitzungen begrüßte sie mich fröhlich ´per Du`.

Anfangs wusste ich nicht, wie ich damit umgehen sollte. Einfach ungefragt zurück duzen? Nein, zu feige!

Also faselte ich so lange um den heißen Brei der Anrede herum, bis sie mich fast genervt fragte: „Auf welche Anrede hatten wir uns denn in der letzten Stunde geeinigt?"

„Auf ‚du'", erwiderte ich der Einfachheit halber.

Sie grinste wohlwissend und nickte.

Es war wirklich eigentümlich. Die meisten Therapeuten hüteten den Abstand zu ihren Klienten wie ihr heiligstes Gut. Juliane war da gänzlich anders, wobei sie es gleichermaßen auch verstand, ihre Grenzen deutlich und mit Nachdruck zu setzen.

„Weißt du, Ramona, manchmal kommen mir bei EMDR-Sitzungen selbst die Tränen, weil mich viele Dinge sehr berühren", erzählte sie mir eines Tages. „Aber, wenn ich hochsachlich daneben sitzen und nichts dabei empfinden könnte, so wäre das für mich nicht vertretbar. Dann hätte ich sicher meinen Beruf verfehlt!"

Ohne sie zu idealisieren, gestand ich mir ein, dass mir das imponierte und ich begann mich bei ihr rundherum wohl zu fühlen. Vor mir saß eine Frau, die sicherlich schon soviel Schlimmes gehört hatte und dabei trotzdem nicht abgestumpft, sondern Mensch geblieben war. Das, was sie da sagte, waren nicht nur leere Worte. Juliane dachte, fühlte und handelte wirklich so. Ihr Beruf war für sie mehr als ein Job, den man nach acht Stunden genervt beiseite schob.

Mit der Zeit ging es mir in kleinen Schritten besser. Eines Abends traf ich mich mit Nadines Ex-Freund Georgios. Vor fünf Monaten hatte sich Nadine von ihm getrennt. Als die Trennung der beiden vollzogen war, fand ich es sehr schade, da sie für mich ein richtiges Traumpaar dargestellt hatten.

Georgios war Grieche und ein überaus liebenswerter Mensch. An diesem gemeinsamen Abend führten wir aufregende Gespräche und verliebten uns Hals über Kopf ineinander.

Zu Anfang hatte ich ein schlechtes Gewissen und große Angst, dass Nadine mich als eine Verräterin ansehen könnte, da sie mir immer von ihrer Beziehung zu Georgios erzählt hatte. Was nun passiert war, hatte ich jedoch niemals geplant.

„Deine Sorgen sind vollkommen unnötig", versicherte Nadine mir. „Wie du weißt habe ich bereits schon länger einen neuen Freund. Ich wünsche euch alles Liebe und Gute! Ich bin der Meinung, dass hier zwei wunderbare Menschen zusammengefunden haben!"

Für diese Worte war ich ihr sehr dankbar. Nichts wäre schlimmer für mich gewesen, als diese Freundin zu verlieren. Ich erlebte wunderschöne Gefühle, die ich eine Ewigkeit nicht mehr in mir gespürt hatte.

Seit Jürgen waren viele Männer in mein Leben getreten. Entweder hatte ich sie am nächsten Tag mit fadenscheinigen Ausreden wieder abgewimmelt, oder ich ging mit ihnen Beziehungen ein – immer in der Hoffnung, dass ich doch fähig werden würde, endlich etwas wie Liebe zu spüren. All das war letztendlich, wie man an dem Unglück mit Marcus sah, zum Scheitern verurteilt und verursachte nur neuen Schmerz.

Aber jetzt – hier war es plötzlich, das Gefühl! Überwältigend! Zum ersten Mal war ich wieder verliebt – richtig verliebt.

Ich fühlte mich wie ein pubertierender Teenager, hatte Schmetterlinge im Bauch und freute mich auf jede Begegnung mit Georgios. Jede Berührung genoss ich. Überglücklich und erleichtert spürte ich, wie dieses Licht der Liebe in mir aufflammte. So lange hatte ich mit mir gehadert und überlegt, ob es das in mir überhaupt noch gab.

Eine Zeitlang hatte ich sogar darüber nachgedacht, ob ich mit Frauen vielleicht eher eine Beziehung eingehen könnte – ob ich dort so was wie Liebe spüren könnte, und dort meine Erfüllung finden würde. Infolgedessen hatte ich dann einmal tatsächlich sexuellen Kontakt zu einer Frau. Ihr Name war Ricarda. Sie war süß, ausgeflippt, fünf Jahre jünger als ich, Krankenpflegeschülerin und bisexuell. Ich lernte sie mehrere Monate nach der zweiten Trennung von Jürgen kennen, als sie einen praktischen Einsatz auf unserer Station absolvierte. Damals vermittelte mir Ricarda unverblümtes Interesse und ich wurde neugierig, aber auch unsicher. War ich jetzt etwa lesbisch? Die Tatsache, dass ich mich in gewisser Hinsicht auch von ihr angezogen fühlte, stürzte mich in rigoroses Chaos.

Auf einem Betriebsfest geschah dann das, was wohl unvermeidlich geschehen musste. Nach fünfzehn Bier fand ich mich in einer dunklen Abstellkammer mit Ricarda im Arm wieder. Die Erfahrung mit ihr war sehr schön, wenngleich ich mich im besoffenen Kopf mit dieser Frau genauso verkrampfte wie bei den Männern auch.

Eine Beziehung wurde aus dieser Liebelei nicht. Meine Ängste und Zweifel waren zu groß. Etwa ein Jahr später erzählte sie mir, dass sie eine Beziehung mit mir begonnen hätte, wenn sie sich bloß sicher gewesen wäre, wie ich darüber dachte. Fakt war, ich hatte ähnlich gedacht und gefühlt. Jedoch hatte mir die Angst auch hier einen quälenden Strick um den Hals gezogen.

Eines aber wurde mir mit der Zeit durch diese Erfahrung sonnenklar: Die Liebe war für mich etwas absolut unsexuelles. Liebe war Gefühl, ein wunderschönes Gefühl, das für mich nicht an Geschlechter gebunden war, und dass ich scheinbar doch in der Lage war, tief zu empfinden. Davor musste ich keine Angst haben, im Gegenteil. Immer wieder in meinem Leben sexualisierte ich die Liebe, dabei war die Sexualität doch bloß etwas, das man im günstigen Fall mit einem liebenden Menschen teilen und genießen konnte.

Und nun gab es Georgios, bei dem ich mich nicht sofort unbarmherzig erklären musste. Das war für mich eine sehr erleichternde Nebenerscheinung. Wir kannten uns bereits seit längerer Zeit und er wusste durch Nadine von meinen Problemen. Oh mein Gott, er hatte mich sogar einst mit aufgeschnittenen Pulsadern in die Klinik gefahren.

Georgios war ein außergewöhnlicher Mensch. Er besaß eine betonte Sachlichkeit und konnte dadurch viele Situationen im Leben sehr gut beurteilen. Doch unter aller Sachlichkeit schlummerte eine sehr liebevolle und zärtliche Seele, die gut zuhörte, sehr aufmerksam war und sich ebenso mit den mystischen Dingen des Lebens beschäftigte. Er begeisterte sich für Esoterik und Magie, eine Gemeinsamkeit, die wir oft zusammen besprachen und praktizierten.

Von vornherein sagte ich ihm, dass er nie meinen Therapeuten ersetzen dürfte und dass er sich für meine Probleme nie die Verantwortung zuschieben solle. Wir konnten uns wunderbar über sämtliche Abgründe und auch Schönheiten unterhalten. All das war unendlich befreiend.

„Ich bin an deiner Seite, ich unterstütze dich und bin jederzeit für dich da mein Engel", sagte er mit seinem süßen, griechischen Akzent. „Und ich verspreche, ich werde nicht dein Therapeut!" Immer wieder betonte er, was für ein wertvoller Mensch ich für ihn sei.

Zwischen uns entstand eine wundervolle Vertrautheit.

Das Puzzle

Trotz meines Liebestaumels stand mir eine gruselige Traumatherapie bevor. Sie beinhaltete so viele böse Überraschungen, wie ich sie mir in meinen kühnsten Träumen nicht vorgestellt hatte. Oder vielleicht doch? Unser Unterbewusstsein ist ein riesiges Schlachtfeld im Vergleich zu unserem Bewusstsein. Das wurde mir immer klarer. Gehirnforscher schätzen, dass das Verhältnis zwischen unbewusster und bewusster Information zehn Millionen zu eins ist.

Ich empfand diese Komplexität wie ein Puzzle:

Man nimmt sich euphorisch vor, alle tausend Teile zusammenzufügen. Steht man schließlich kurz vor der Vollendung, bemerkt man plötzlich, dass das letzte Teilchen fehlt. Was nun?

Zuerst sucht man wie von Sinnen und dreht den Pappkarton immer wieder herum. Dann durchkämmt man den Fußboden – irgendwo muss sich das dumme Ding schließlich versteckt haben. Nach mühevollem, aber erfolglosem Suchen stellt man zum Schluss fest, dass die ganze Arbeit scheinbar umsonst war. Das Puzzle ist unvollständig und die ganze Arbeit schier umsonst. Wütend nimmt man den Pappkarton, knüselt das Puzzle lieblos zusammen und wirft es frustriert zurück in den Karton. Dass das letzte Teilchen einsam unter dem Schrank liegt, bleibt ein Geheimnis.

So ähnlich erging es mir, als ich anfing die letzten Teile meiner Vergangenheit zusammenzusuchen. Alles in mir schrie nach der Wahrheit. Die Demütigungen meines Vaters waren mir in bester Erinnerung. Trotzdem bekam ich Zweifel und starke Schuldgefühle, wenn er all dies leugnete. Dann wechselten meine Gefühle immer noch von grenzenlosem Hass bis hin zu großem Mitleid. Wie konnte ich ihm das vorwerfen? Er war doch ein lieber Kerl und suchte, wenn auch auf ungeschickte Weise, ständig den Kontakt zu mir.

Juliane veranstaltete in ihrem Häuschen auch Familienaufstellungen und legte mir ans Herz, daran doch mal teilzunehmen.

Anfangs war ich überaus skeptisch, willigte dann aber ein. Was auf mich zukommen würde, ahnte ich nicht. Vielleicht war das auch besser so. Hätte ich einen Horrortrip vermutet, wäre ein Rückzieher die denkbare Folge gewesen. Ich kann versichern: Es war heftig, aber gleichzeitig absolut authentisch und faszinierend.

Wir Gruppenmitglieder kannten uns alle nicht, es war also nicht möglich irgendwelche absurden Vorstellungen in den fremden ‚Aufsteller' hineinzuinterpretieren. Ich stellte meine Eltern sowie meine Großeltern auf und wählte ein junges Mädchen, welches mich selbst verkörperte. Die Gefühle und Impulse, die in den nachfolgenden Stunden von meinen übertragenen ‚Familienmitgliedern' ausgingen, waren überwältigend. Überwältigend traurig. Meine ‚Mutter' brüllte meinen ‚Vater' an, was er doch für ein Schwein sei, diesen jedoch ließen die überschäumenden Gefühle absolut kalt. Woher kannte ich das nur?

Als meine ‚Mutter' zudem aus unerklärlichen Gründen vor meiner ‚Großmutter' zusammensackte und zu weinen begann, brachen auch endlich bei mir als Zuschauer alle Dämme. Ebenso wie die ersten Eindrücke dieser Aufstellung, hatte ich dieses Schauspiel schon einmal greifbar erlebt – letztes Jahr als meine Oma starb und meine Mutter an ihrem Sterbebett kollabierte.

Es ging weiter mit dem Mädchen, das mich darstellte. Als sie auf meine ‚Eltern', insbesondere auf meinen ‚Vater' zuging, erlitt sie eine heftige Panikattacke. Die junge Frau, die in ihrem eigenen Leben solche Anfälle nicht kannte, brach in Heulkrämpfe aus und knickte in sich zusammen. Erschüttert schluchzte sie: „Ich kann nicht, er hat mir etwas Furchtbares angetan!"

Dann wurde ihr schlecht.

An diesem Punkt kam ich (real) ins Spiel. Das völlig erschöpfte Mädchen wurde entlassen und ich musste ihren, nein, meinen Platz einnehmen. Nervös wischte ich schnell ein paar Tränen mit dem Ärmel ab und schritt auf ihn zu. Vor ihm angekommen, wurde ich gebeten, mich hinzuknien. Dann bekam ich einen 20 Kilo schweren Stein in die Hände gelegt. Die anerkennenden Worte, die ich zu meinem ‚Vater' sagen sollte, brachte ich nicht über die Lippen.

‚Er' grinste mich kühl und verächtlich an. Mir wurde schlecht - kotzschlecht und Juliane holte einen Eimer. Es war mir nicht möglich, den Augenkontakt zu ihm aufrecht zu erhalten. Ich merkte, wie ich innerlich wegging. Juliane rief und mahnte mich immer wieder zurück.

Es klappte nicht, ich konnte diesen Stein, diese Last meinem Vater nicht übergeben. Er hatte gesiegt – wieder einmal!

Die komplette Aufstellung dauerte zweieinhalb Stunden. Anschließend war ich emotional absolut ausgebrannt.

Zum ersten Mal seit langer Zeit entstand in mir wieder der sehnliche Wunsch, mir etwas aufzuschneiden.

Juliane war in großer Sorge um mich.

Sie dirigierte mich auf eine Wolldecke, kuschelte mir ein riesiges Stofftier in den Arm und deckte mich sanft zu. Anschließend zog sie die Vorhänge an den Fenstern zu, entzündete Kerzen und ließ wunderschöne Musik abspielen. Als sie zurückkam, stand eine junge Frau namens Anika neben ihr. Sie hatte Tränen in den Augen und wurde gebeten sich zu mir auf die Decke zu setzen. Juliane lotste mich in die tröstenden Arme dieser fremden Frau. Ich verspürte keine Scheu, auch nicht, als ihre Tränen auf mein Gesicht herunterfielen. Es war sicherlich nicht der richtige Zeitpunkt, um diese Situation zu analysieren. Doch es war genau jener Augenblick, der Anika und mich fortan zusammenschweißte. Ohne Worte war sofort klar, dass uns ein Schicksal verband. Wir wussten bloß noch nicht welches …

Die anderen Gruppenmitglieder saßen um uns herum, hielten ihre Hände auf meinen Körper und sagten abwechselnd liebevolle Sätze und Worte, die Juliane ihnen unmittelbar nach der Aufstellung auf Zettelchen geschrieben hatte.

Meine Gefühllosigkeit verschwand nicht direkt, aber ich befand mich in einer wunderbaren, geborgenen Umgebung, die mir Sicherheit und Trost spendete. Juliane bot mir sogar an, bei ihr im Seminarhaus zu übernachten, aber das lehnte ich ab.

Die Nacht zuhause wurde schlimm, ich hatte verwirrende Alpträume und fühlte mich dem Abgrund nahe.

Am nächsten Tag, zurück bei Juliane, nahm sie mich erneut in die Arme. „Ich weiß, du bist aus der Scheiße die Stufen hoch gekrochen … aber Ramona, du bist auf dem richtigen Weg", versicherte sie mir. „Ich mag dich sehr und alle deine Gefühle haben ihre Berechtigung."

Ihre Worte taten mir unendlich gut. „Ich bin so froh, dass ich zu dir gefunden habe", schluchzte ich.

„Ja, ich auch. Und ich werde mit dir gehen!"

Die Beziehung zu dieser Therapeutin öffnete mir das Herz. Ich fühlte mich bei ihr sicher und geborgen. Deshalb nahm ich mir fest vor, ihr noch viel mehr anzuvertrauen. In meinem Kopf herrschte ein chaotisches Wirrwarr von unausgesprochenen Erlebnissen. Sie meldeten sich nun zusätzlich zu Wort, verlangten penetrant nach mehr Raum und rückten sogar meinen Vater in den Hintergrund. Ich möchte betonen, dass ‚Kommendes' in keinerlei Verbindung zu meinen Eltern steht.

Vor mir tat sich ein gänzlich neues Kapitel auf. Bislang hatte ich versucht, mich mit sämtlichen Abgründen auseinanderzusetzen. Durch das Öffnen einer Türe hatte ich scheinbar noch zahlreiche weitere Schreckensgeister eingeladen.

Ja, da war sie wieder: Diese bekannte und unheilvolle Ahnung – bei deren bloßem Gedanken ich mich bis ins Letzte verweigerte.

Nein!!!

Ich wollte mich nicht daran erinnern, zu viel Schmerz und zu viele Sorgen waren damit verbunden. Stets sah ich nur Bruchstücke, die mich in meiner Wahrnehmung abermals hin und her pendeln ließen. Die Ambivalenz dessen, was mich plagte, war kaum zu ertragen.

»Es ist passiert – es ist nicht passiert.«

»Du kannst deiner Wahrnehmung trauen – du bist geisteskrank.«

»Du bewältigst das, ohne große Dramatik daraus zu machen – du wirst sterben, wenn du weiter schweigst!«

Wahrhaftig, so lange sich Engelchen und Teufelchen unbarmherzig auf meinen Schultern stritten, wollte ich dieses letzte Puzzleteil überhaupt nicht finden. Ich weigerte mich davor, meinem Missbrauch ins Auge zu sehen. Viel zu sehr fürchtete ich mich vor den Dämonen der Vergangenheit, die tagsüber in ihrem Versteck lauerten, um im Dunkeln zum Vorschein zu kommen und mich zu quälen.

Missbrauch

Kann ein Mensch vergessen, dass er missbraucht wurde? Kann das Unterbewusstsein uns auf solch sonderbare Weise täuschen oder gar schützen? Was ist, wenn plötzlich so etwas auftaucht? Spinnen wir? Werden wir verrückt? Inszenieren wir unser eigenes Drama? Was ist, wenn uns eine Gynäkologin fragt, ob wir missbraucht wurden? Was geben wir zur Antwort, wenn wir viel zu erschrocken sind und gar nicht wissen, welche Antwort nun die Richtige ist?

Mir wurde diese Frage gestellt als ich 24 Jahre alt war und auf jenem verteufelten Stuhl untersucht wurde. Ohne eine Antwort darauf zu geben, verließ ich die Praxis mit klopfendem Herzen. Für mich stand fest, dass ich hier sicher nicht mehr hingehen konnte. Hatte ich etwas Unnormales da unten? Sah ich irgendwie anders aus? Was sollte diese Frau jetzt denken?

Meine Scham galt nicht nur der körperlichen Untersuchung, sondern viel mehr dieser intimsten Frage, die mein Herz durchbohrte.

Ebenso muss das Herz meiner Mutter durchbohrt worden sein, als sie mich als kleines Kind zum Arzt brachte und dieser eine Rippenserienfraktur feststellte. Die unangenehmen Fragen, wie das nur passiert sei, konnte sie nicht beantworten. Wie auch? Es hatte zuvor keinerlei Unfälle gegeben. Wie konnte sich ein kleines Mädchen, ohne ersichtlichen Unfall, fast – wie nebenbei – die Rippen brechen?

Bewusst hatte ich keine Erinnerungen daran, weder, dass ich beim Arzt war, noch, dass mich jemals große Schmerzen im Brustkorb gequält hatten.

Auffällig war hingegen meine weibliche Brust. Ich spaltete sie fortwährend von mir ab. Dadurch war sie an manchen Tagen so unwirklich und taub, dass ich sie beliebig hätte malträtieren können, ohne die geringsten Schmerzen zu spüren. Und es gab diesen Ekel vor ihr, der mich meine eigene Brust so hassen ließ, als sei sie ein bösartiges Geschwür. Viele Male, wenn ich mit Männern intim war, hatte es meine Brust gar nicht gegeben. Wenn sie jemand küsste, war es, als küsste derjenige Luft. Ich musste erst hinsehen, um die Berührungen realisieren zu können und dann kam wieder dieser entsetzliche Ekel.

Warum das alles so war, lag irgendwann offensichtlich auf der Hand. Bruchstückartig erschienen vor meinem imaginären Auge die Szenen des Homevideos, welches ich vor vielen Jahren als Teenager mit eigenen Augen gesehen hatte.

Was sich nun nicht mehr verdrängen ließ, bereitete mir eine entsetzliche Seelenqual. Sie war vorstellbar mit einem Alptraum aus dem man erwacht, der sich aber anschließend nicht mit der Erleichterung des Erwachens auflöst, sondern das ganze Leben und Erleben durchzieht. Hin und hergerissen quälte mich die (Un)wissenheit meiner Vergangenheit. Ich musste nachdenken – trotz des Wirrwarrs in meinem Kopf. Was hoffte ich, in meiner Kindheit noch wiederzufinden? Wozu war es wichtig? Suchte ich nach meiner wahren Identität? Oder lief ich vielmehr vor meiner Identität davon?

In all den vorausgegangenen Jahren hätte ich mir lieber wieder meinen ganzen Körper zerschnitten, als die Absurdität zu verbreiten, missbraucht worden zu sein.

Und dennoch ließ es mir keine Ruhe. Zu vergessen waren dann auch nicht mehr die erregten, männlichen Genitalien vor meinem geistigen Auge, welche mich in der Klinik massiv hatten dissoziieren lassen. Zu den leidvollsten Zeiten erinnerte ich mich häufig an die Worte meines Vaters, die er vor vielen Jahren einmal gesagt hatte:

´Fasst jemand mein Kind an, schlage ich diese Person tot.`

»Wieso, mein Vater, hast du mir dann mein Leben so schwer gemacht? Warum hattest du mit dieser Einstellung deine Augen nicht auf? Warum hast du mich stattdessen, schon wegen einer banalen, schmutzigen Hose, so gedemütigt?«

Fragen über Fragen, an denen ich verzweifelte und die ihn immer wieder vom guten zum schlechten Vater schwanken ließen.

Es dauerte lange, bis ich Juliane davon erzählen konnte. Lange Zeit drehte sich die Therapie lediglich um meinen Vater und seine Aggressionen. Das erste durchbrechende Erlebnis des Missbrauchs entstand in einer der EMDR-Sitzungen, die sie mit mir begann.

Ich bekam Kopfhörer aufgesetzt, durch die abwechselnd vom linken zum rechten Ohr Piepstöne erklangen. Dann sollte ich eine Erinnerung oder ein belastendes Gefühl auswählen, welches ich bearbeiten wollte. Da ich Tage zuvor eine massive Angstattacke gehabt hatte, wählte ich diese Angst aus.

„Okay, schließe nun deine Augen," begann Juliane. „...versuch dich in deine Panik hineinzusteigern. Erinnere dich mit jeder Faser daran, wie du sie empfunden hast!"

Die Situation erschien mir suspekt, aber ich schloss artig meine Augen und dachte intensiv an die Angst.

Die Minuten verstrichen ohne dass irgendetwas Nennenswertes geschah. Zwischendurch fragte Juliane immerzu nach, ob sich an meinen Gefühlen oder meinem Körper etwas verändern würde. Weil sich bei mir überhaupt nichts tat, hegte ich ernüchtert den Gedanken, dass es bei mir nicht funktionieren würde. Doch ich hatte den Satz nicht ganz zu Ende gedacht, da überfiel meinen Körper ein heftiger Zitteranfall. Binnen weniger Sekunden konnte ich diesen kaum beeinflussen oder steuern.

Was nun mit mir geschah, glich einer Szene aus einem Horrorfilm, wenngleich dieser Film allein in meinem Kopf ablief. Dabei zitterte ich nicht nur, sondern meine Hände wurden temporär zu Eiszapfen und die Panik in meinem Kopf nahm meinen ganzen Körper in Beschlag.

Dann tauchten die entsetzlichen Bilder vor meinem geistigen Auge auf – zum Greifen nahe, gepaart mit blankem Entsetzen.

– Ich bin etwa sechs Jahre alt und befinde mich in einem kleinen, dunklen Zimmer. Durch das Dachfenster sehe ich die Sterne. Mit dem Rücken liege ich auf dem Boden. Vor mir steht eine männliche Gestalt.

Er zieht seine Hose herunter und sagt: „Jetzt zeige ich dir etwas Tolles. Aber du darfst keinem davon erzählen, das würde eh niemand verstehen. Es muss unser Geheimnis bleiben."

Dann setzt er sich auf mein Gesicht und alles wird schwarz ….–

„Ramona! Wo bist du?", drang Julianes Stimme in mein Bewusstsein zurück.

„Ich liege in einem dunklen Raum", entgegnete ich mit krächzender Stimme.

„Erzähl mir, was dort geschieht", bat sie mich.

Übermäßige Scham überrumpelte mich und ich fühlte mich außerstande ihr dieses Grauen mitzuteilen. Mein innerer Schutzwall gegen die Vergangenheit begann zu bröckeln.

Was passiert gerade mit dir?" Juliane war beharrlich.

Mit fest geschlossenen Augen schilderte ich ihr meine Bilder. Dabei beschlich mich das Gefühl, ihr nie wieder in die Augen schauen zu können. Was hatte ich ihr nur erzählt? War ich vollkommen übergeschnappt?

„Öffne deine Augen!", verlangte Juliane.

Aber ich hielt sie krampfhaft geschlossen. Ich spürte ihre beruhigende Hand, die sachte über mein zitterndes Bein strich.

„Schau mich an!", forderte sie mich erneut auf.

Widerwillig öffnete ich die Augen, um unmittelbar nach einem kurzen Blick in ihr Gesicht wieder in eine andere Richtung zu schauen. Ich war gerade in jene Welt eingetaucht, die ich stets instinktiv versuchte, abzuwehren.

Juliane stand schließlich auf und setzte sich zu mir auf die Couch. „Wenn du magst, kannst du dich in meinen Schoß legen."

Zitternd legte ich mich zu ihr. Sanft streichelte sie über mein Haar, während sie mit mir zu meinem inneren, sicheren Ort, dem Wolkenland entschwand. Dort war ich sicher. Da beschützten mich ein großer Löwe und ein imposanter Adler. Außerdem sah ich Engel mit riesengroßen Flügeln, die mich mitfühlend und gütig ansahen. Eingekuschelt lag ich in meinen weichen Wolken, fernab von allem Bösen.

Es dauerte sehr lange, bis ich wieder einigermaßen aufnahmefähig für meine Umwelt war. Immer wieder wechselte ich von der Herrlichkeit des Wolkenlandes hinab in die Hölle des dunklen Zimmers. Es war Julianes liebevolle Fürsorge, die mich nicht wahnsinnig werden ließ.

„Ramona, am besten verbringst du die kommende Nacht nicht alleine", riet sie mir eindringlich, bevor ich mich auf den Nachhauseweg machte. Und so war Georgios bei mir, der mich liebevoll in den Schlaf streichelte. Verstört von dem ‚Gesehenen' erwachte ich am nächsten Morgen und fuhr zur Arbeit. Ich fühlte mich völlig erschlagen und abgrundtief traurig. Aber vor meinen Kollegen war es leicht die Platte der coolen, selbstsicheren, jungen Frau aufzulegen.

Meine Maske rettete mich so manches Mal vor dem seelischen Erfrieren. Sobald ich sie aber in sicherer Umgebung ablegte, saß der Schmerz umso tiefer. Es war mir immer ein großes Bedürfnis auf der Arbeit eine starke, undurchschaubare Frau zu sein. Ich glaube, diese Tatsache schützte mich wohl oft vor erneuten Psychiatrieaufenthalten. Erneut auszufallen, wäre für mich eine Schmach gewesen. Es kam mir einem Versagen gleich.

Jedoch bescherte es mir einen riesengroßen, seelischen Druck. Häufig verspürte ich den immensen Wunsch laut zu schreien, dass mir doch jemand die Maske herunterreißen sollte, weil dieses ‚Ding' einfach nicht ich selber war. Sie aufzusetzen war bloß eine Kunst, welche mir zur zweiten Natur geworden war. Eine Fassade, die mir half etwas vorzutäuschen, um mich vor wissenden Blicken zu beschützen, die gar mich und meine Schattenwelt durchschauen könnten.

Dabei, und das vergaß ich, wäre vielleicht solch ein Blick meine Rettung, wenn er von Liebe und Annahme begleitet würde. Das Gegenteil jedoch, ein verhängnisvolles Lachen oder eine Abweisung, so war ich sicher, würde mich umbringen. So spielte ich mein widersprüchliches Spiel weiter: eine sichere Frau nach außen und ein zitterndes Kind innen.

Die zweite Nacht nach dieser Therapiesitzung verbrachte ich allein und in jener holten mich die Schrecken in Form eines Alptraums wieder ein. Ich wurde vergewaltigt und spürte während des Schlafes den körperlichen Schmerz, ich spürte das Eindringen des Geschlechtsteils und den Ekel wie in einem luziden Traum. Als ich erwachte, kam das Entsetzen wieder und mit ihm der Gedanke, dass mit meinem Verstand etwas nicht stimmen könne und ich mir das alles nur zurecht spann. Mein Seelentaumel war wieder perfekt!

Selbst das letzte Puzzleteil meiner Vergangenheit setzte sich wiederum aus vielen kleinen Bruchstücken zusammen, die es galt, schmerzlichst zusammenzufügen. Es tat so weh und war mir so fremd, so irreal wie gleichermaßen voll bewusst.

Ich setzte das EMDR bei Juliane fort. Vor jeder Sitzung bekam ich kalte Füße und ein Grummeln in der Magengegend. Dennoch wollte ich es so. Ich hatte die Wahl immer wieder in der Psychiatrie zu landen, um mir irgendwann sagen zu lassen, dass man mir nicht helfen kann, oder diesen steinigen Pfad mit Aussicht auf Frieden und Heilung zu gehen.

Auch die nächste EMDR-Sitzung haute mich von den Socken. Sie verlief nach dem gleichen Prinzip wie die Stunde zuvor, jedoch waren meine Körperreaktionen weitaus heftiger.

Erneut saß ich auf Julianes Couch, hörte das Piepen in den Ohren und versank im Strudel meiner Emotionen. Mir gefror buchstäblich das Blut in meinen Adern, als ich mich abermals in einem mit Holzbrettern vertäfelten Raum vorfand, in dem es halbdunkel war. Ich lag auf dem Bett und sah, wie sich eine schwarze Gestalt bedrohlich über mich beugte. Mein Herz brannte und ein dicker Kloß bildete sich in meinem Hals. Mir schossen die Tränen in meine geschlossenen Augen und plötzlich fühlte ich, wie mein Körper dem ‚Hier und Jetzt' entschwand. Mein Verstand begriff, dass ich auf Julianes Sofa saß. Mein Körper schwebte jedoch darüber hinweg und meine Beine begannen stark zu kribbeln, bis sie schließlich absolut gefühllos und kaum noch existent waren. Angst überfiel mich.

„Ich kann meine Beine nicht mehr spüren", schluchzte ich verzweifelt, woraufhin Juliane mit einer Traumreise durch meinen Körper begann.

„Streichle deine Beine!", forderte sie mich auf.

Es war ein abscheulich, wie ein Griff ins Leere. Ich wusste, wenn ich jetzt Zuhause wäre, würde ich alles andere tun als über meine Oberschenkel zu streicheln. Vermutlich würde ich mich stattdessen schneiden, um diesen elendigen Zustand zu beenden. Die Konsequenz der chirurgischen Ambulanz war vergleichsweise gut zu ertragen. Aber nun saß ich hier bei Juliane, ganz ohne Rasierklingen … dem ausgeliefert, was sich mir darbot.

Die Stunde endete für mich in Julianes Armen, welche mir abermals unendlichen Trost spendeten. Es war schrecklich schwer aus diesen Gefühlen wieder herauszukommen. Als ich ihre Praxis verließ, spürte ich immerhin meinen Körper wieder, dennoch blieben diese unfassbaren Bilder vor meinen Augen, die mir das Leben zur Hölle machten.

Juliane gab mir direkt für den nächsten Tag einen neuen Termin, wofür ich ihr insgeheim sehr dankbar war. Als ich zum vereinbarten Zeitpunkt leichenblass in ihrem Holzhäuschen erschien, befand ich mich im selben jämmerlichen Zustand wie am Tag zuvor. In der Nacht hatte ich kaum Schlaf gefunden und mich morgens um fünf Uhr wieder aus dem Bett gequält, um meiner Arbeit nachzugehen. Noch heute frage ich mich oft, wie ich das geschafft habe.

Juliane äußerte besorgt: „Du bleibst offensichtlich in den negativen Gefühlen stecken. Das sollte beim EMDR eigentlich nicht passieren."

Ich schwieg.

„Versuch doch mal, deine Gefühle körperlich auszudrücken."

„Wie meinst du das?", fand ich die Sprache wieder.

„Na drück jetzt einfach mit Taten aus, was dir deine Gefühle sagen!"

Ich musste nicht lange überlegen, war sogar erleichtert über diese Aufforderung, da mir jeder verbale Ausdruck fehlte, um meine innere Zerrissenheit zu beschreiben.

Rasch zog ich meine Schuhe aus und kauerte mich wie ein Embryo in die Ecke ihres Sofas.

Ich wusste nicht, was nun geschehen würde, spürte nur, wie mich meine Therapeutin plötzlich mit unendlich vielen Wolldecken von Kopf bis Fuß zudeckte und beschwerte. Durch die Anzahl der Wolldecken entstand eine unangenehme Gewichtigkeit. Schon nach wenigen Minuten spürte ich die Hitze aufsteigen und litt unter mangelnder Sauerstoffzufuhr.

„Du bleibst so lange darunter bis du schreist. Ich sitze davor und passe auf. Ich lasse dich nicht eher weg, bis du alles rausbrüllst!", hörte ich Julianes Worte.

»Mein Gott! Mir bleibt auch nichts erspart! Ich kann hier doch nicht durch die Praxis schreien.«

Es erschien mir wie eine halbe Ewigkeit, in der ich erstarrt unter den vielen Decken lag und keinen Mucks von mir gab.

„Okay, dann bleibst du eben darunter", hörte ich meine Therapeutin gelassen sagen. „Ich kann dir nicht helfen!"

Wieder verging eine Ewigkeit, in der ich fast hoffte, Julianes Geduld würde sich dem Ende zu neigen. Zudem wurde es immer stickiger.

„Verleih deinen Gefühlen Ausdruck", vernahm ich sie wieder. „Sonst wird niemand das Kind in dir hören!"

Wie recht sie doch hatte! Aber ich fühlte mich so unfähig und so ergeben. Was dann folgte, konnte ich nicht glauben.

„Na gut!", sagte Juliane. „Ich setze mich jetzt auch noch auf dich, du wirst da nicht ewig so liegen können."

Und dann platzierte sie sich tatsächlich mit den Worten: „Und jetzt denk mal an früher", auf meinen Körper.

Es war nicht zu fassen! Mich packte Wut, die ich zu kontrollieren versuchte. Die Luft wurde immer knapper und wieder vergingen viele Minuten.

„Sag nein!"

„Nein", wimmerte ich.

„Ich höre dich nicht! Wiederhol es!"

„Nein, nein, nein, nein, nein, nein!"

„So leise? Lauter!"

„Nein, nein, nein."

„Ich höre dich nicht!"

…

„NEEEEIIIN!"

Mit diesem Schrei warf ich sämtlichen Ballast an Wolldecken, inklusive Therapeutin, von mir herunter und schnappte nach Luft. Juliane stand nun mitten im Raum und blickte mich für kurze Zeit erstaunt an. Dann kam sie zu mir, beugte sich herunter und nahm mich sanft in die Arme. „Mein Gott, du hältst verdammt viel aus!", flüsterte sie mitfühlend.

Meine Gefühle waren ein verwirrendes Mischmasch aus Peinlichkeit, Angst und Wut. Nach wenigen Minuten der Beruhigung stieg in mir jedoch ein gutes, befreiendes Gefühl auf. Dies nutzten wir dann dazu, um einen Schrei- und Schimpfwortwettbewerb, gerichtet auf eine Puppe, die meinen Täter darstellte, zu starten. Die Barriere war gebrochen. Plötzlich musste ich laut lachen. Juliane erklärte mir ernst, dass plötzliches und paradoxes Lachen ein Ausweg sein konnte, um nicht weinen zu müssen. Und ich hatte zumeist sehr große Probleme mit dem Beweinen und dem nötigen Betrauern meiner eigene Geschichte.

Bevor ich die Praxis verließ, legte sie mir abermals ans Herz: „Finde konstruktive Mittel und Wege, um deinen Gefühlen den nötigen Ausdruck zu verleihen. Du weißt, es gibt auch die Möglichkeit, EMDR in einer Klinik fortzusetzen. Manchmal habe ich wirklich Angst vor deinen destruktiven Selbstverletzungen."

Bis dato war es einmal vorgekommen, dass ich während ihrer Therapie schneiderückfällig geworden war, in ein Krankenhaus zur Versorgung musste und anschließend abends um 21.00 Uhr verstört vor ihrer Tür stand. Sie hatte sich an diesem Abend schwere Sorgen gemacht und mich darauf hingewiesen, dass es jetzt an sich ihre Pflicht sei, mich einzuweisen. In einer späteren Stunde prophezeite sie mir, dies beim nächsten Mal auch zu tun. Und das machte mir wirklich Angst. Denn ich wollte in keine Klinik mehr. Auch zum EMDR würde ich in keine Traumaklinik gehen. Es gab für mich in dieser Zeit nur zwei Möglichkeiten. Entweder, ich würde mich selbst zugrunde richten, oder aber bei Juliane mein Leben begreifen und wieder finden. Alles andere kam nicht mehr in Frage. Das nötige Handwerkszeug hatte ich in der Klinik bekommen. Mehr war nicht möglich.

Täter-Baum

Ich musste lernen, meinen Gefühlen den nötigen Ausdruck zu verleihen. Aber wie? Wie konnte ich bloß aus den Gefühlen, in denen ich regelmäßig so perfekt steckenblieb, wieder unbeschadet herauskommen?

Mir kam die Idee, dass ich etwas benötigte, was ich verprügeln konnte, etwas, das ich in diesen unerträglichen Momenten für alles verantwortlich machen konnte, etwas, an dem ich mich völlig verausgaben konnte.

Nach der Schreiaktion bei Juliane war es mir deutlich besser gegangen. Vielleicht war das eine Übergangsstrategie: Schreien und verprügeln!

Eines Nachmittags, als mich Georgios besuchte, bat ich ihn, mit mir in den Wald zu fahren.

Verdutzt schaute er mich an.

Eilig packte ich mir eine Spraydose mit blauer Farbe ein und fuhr mit meinem immer noch ahnungslosen Freund los. In einem einsamen Waldstück angekommen, klärte ich ihn über meine Pläne auf.

Georgios lächelte. „Na dann such dir mal einen passenden Baum aus, Baby!"

Er war einfach wunderbar. Als ich einen passenden Baum gefunden hatte, kramte ich meine Spraydose hervor und sprühte dem Baum ein fies grinsendes Gesicht auf die Rinde. Lange betrachtete ich mein Werk. Nein, das war es nicht. Der Baum sollte mich provozieren, aber bislang konnte ich nur über ihn lachen. Hier fehlte etwas Wesentliches. Erneut sprühte ich drauf los, bis dort ein blöd grinsender Baum mit männlichem Geschlechtsteil stand. Eindringlich prüfte ich mein ‚Kunstwerk'. So war er richtig. Hinter mir stand Georgios und schwieg. Plötzlich schämte ich mich zutiefst.

„Ich trau mich nicht", sagte ich leise.

Was mein Freund dann tat, war unbeschreiblich.

Mit schnellem Schritt ging er auf den besprühten Baum zu, blieb wild gestikulierend vor ihm stehen und brüllte in die Stille des Waldes: „Uaaaaaaaaah, du dummes Arschloch!"

Verblüfft und gleichzeitig dankbar starrte ich ihn an und er lächelte auf seine herzliche, liebevolle Weise zurück.

„Jetzt bist du dran", sagte er verschmitzt, während er mich motivierend mit den Fingern in die Seite piekste.

Ermutigt machte ich mich auf die Suche nach einem dicken Holzknüppel. Als ich etwas Passendes gefunden hatte, stellte ich mich dicht vor meinen Baum. Langsam, aber konstant, spürte ich eine unendliche Wut in mir aufflammen. Meine Gedanken wanderten zurück in die Kindheit.

Vor meinem geistigen Auge entstand das kleine, dunkle Zimmer. Plötzlich glaubte ich diesen Unmensch förmlich vor mir zu spüren. Mit all meiner Kraft holte ich aus und schlug immer wieder auf den Baum ein, bis der Knüppel zerbrach. In meiner überschäumenden Aggression suchte ich verbissen weitere Stöcke, konnte sie aber nicht so schnell finden, wie ich zuschlagen wollte. Ich schlug und schlug. Dann begann ich zu schreien:

„Du Arsch ... du Miststück ... du elendiges Stück Scheiße ...! Was hast du mir angetan? Ich hasse dich ... ich verachte dich ... du Bestie ... du riesengroßes Arschloch ... Hörst du mich? Ich lass mich nicht mehr von dir quälen! Ich will leben ... ich werde leben ... du beschissener, verwichster Kinderficker! Uaaaaaaaaaah ...“

Erst, als der letzte auffindbare Stock an dem Baum zerschellte, ließ ich von ihm ab. Von oben bis unten mit Holzsplittern, Moos und Dreck übersät starrte ich durch den Nadelwald und konnte kaum glauben, was eben in solch einer Lautstärke aus meinem eigenen Mund herausgekommen war. Hinter mir vernahm ich ein leises: „Wow!“ Unsicher drehte ich mich um und sah zu Georgios.

Er stand dort, etwa zehn Meter von mir entfernt und breitete seine Arme aus. Ich ließ den restlichen Holzstumpf aus meiner schmutzigen Hand gleiten und suchte seine Umarmung.

Georgios drückte mich zärtlich und flüsterte mir ins Ohr: „Das hast du super gemacht!“

Ich spürte eine unendliche Erleichterung. Während mich eine Woge der Ausgeglichenheit überfiel, lachte ich: „Lass uns schnell abhauen, bevor noch jemand mit der Zwangsjacke kommt.“

So schnell, wie wir gekommen waren, brausten wir wieder davon.

Mein Baum, eine große Tanne, begleitete mich lange. Ich besuchte sie nicht nur an jenen Tagen, an welchen mich meine Vergangenheit einholte, sondern auch, wenn mich Konflikte mit anderen Menschen quälten, meine Stimmung scheinbar grundlos kippte oder mir meine Pflichten oder langen Arbeitszeiten zuviel wurden. Vorrangig für meine Besuche waren bittere Emotionen wie Angst und Wut.

Durch meine Tanne erkannte ich, dass besonders die Wut häufig nur ein Deckgefühl war, hinter dem sich zumeist große Trauer verbarg. Durch das Einschlagen auf den Baum fühlte ich mit der Zeit, wie diese Trauer die Wut zunehmend ablöste. Zwar war ich noch nicht bereit sie grenzenlos anzunehmen, aber oft empfand ich eine leichte Melancholie, die sich den Weg in mein Bewusstsein bahnte.

Jedes Mal, wenn ich meinen fies grinsenden Tannenbaum besuchte, befolgte ich das gleiche Ritual. Ich suchte mir Stöcke, legte sie bereit, sah den Baum lange an und vertiefte mich völlig in die Last, die mich zu meiner Tanne getrieben hatte.

Dann schlug und trat ich zu – so lange, bis Frieden in mir einkehrte. Anschließend betrachtete ich stets den großen Baum von oben bis unten und machte mir klar, dass dies eben nur ein Baum war.

Innerlich bedankte ich mich bei ihm, weil er mir die Möglichkeit gab, mich an ihm zu verausgaben. Viel entspannter zog ich im Anschluss wieder von dannen.

Bitterer Verlassensschmerz

Vieles war leichter geworden und dennoch war eine Menge noch so schwer. Ich hatte einen wunderbaren Freund, für den ich viel Liebe empfand, der mir sehr viel gab und mit dem ich so gut wie nie in Streit geriet. Wenn ich mich erinnerte, welche Dramen ich damals mit Jürgen inszeniert hatte, wurde mir schlagartig klar, dass ich entweder ein großes Stück weitergekommen war, oder Jürgen – trotz seiner lieben Art – schlichtweg nicht der Richtige für mich gewesen war. Oft überlegte ich, was es von beidem war. Mir fielen in dem Zusammenhang auch die Nähe-Distanz-Konflikte ein, die ich zu vielen anderen Männern gehabt hatte.

Bei Georgios gab es das plötzlich alles nicht mehr, und wenn ich doch mal einen kleinen ‚Flucht-Impuls‘ in liebevollen Momenten verspürte, flaute dieser ebenso schnell, wie er gekommen war, wieder ab.

Sollte die jahrelange Therapie doch angefangen haben, Früchte zu tragen? Sollte ich tatsächlich eine Belohnung für meine Bemühungen ernten? Das Wissen und Gefühl dazu machte mich sehr glücklich. Aber den Preis, den ich auf einer anderen Seite für meinen Freund zahlen musste, war hoch. Der Preis hieß Nadine. Anfangs, fast unmerklich, verlor ich sie.

Über das Thema ‚Georgios‘ hatten wir uns lang und breit ausgesprochen, zumindest glaubte ich das. Dennoch blieb eine Kühle zurück, die mir überhaupt nicht behagte. Wir trafen uns nur noch selten. Nadine begründete dies mit ihren Aufgaben und Pflichten, die sie durch ihr Studium, ihre zahlreichen Nebenjobs und zuletzt auch durch ihren neuen Freund hatte. Ich war immer bereit gewesen, dies zu tolerieren, denn ich wusste, wie hart Nadine an ihrer Struktur durch zahlreiche, notwendige Aufgaben arbeitete. Trotzdem wunderte es mich zunehmend, dass kaum noch SMS oder Anrufe von ihr beantwortet wurden, und das machte mich gleichermaßen wütend und traurig.

Hin und her gerissen fand ich mich wieder zwischen dem Gedanken, dass sie mich einfach wegwarf und der Vorstellung, dass sie einfach zuviel Stress hatte und ich sie zusätzlich belastete, wenn ich ihr Zeit für unsere Freundschaft ‚abverlangte‘. Aber sie hatte irgendwann einfach nie mehr Zeit.

In einer akuten Krise nach dem EMDR und den ersten schockierenden Bildern, schickte ich ihr eine verzweifelte SMS mit der Bitte um ein Treffen. Darauf erhielt ich die absagende Antwort, dass es zur größten Not ja noch die Klinik gäbe. Ihr Zeitplan sei derzeit absolut überfüllt.

Ich konnte nicht glauben was ich da las. Was hatte ich verbrochen?

Fakt war, dass ich mich in Georgios verliebt hatte. Anders konnte ich es mir nicht mehr erklären. Ab diesem Tag schickte ich ihr nie wieder eine SMS und löschte ihre Nummer aus meinem Handy. In Gedanken aber ließ sie mich nicht los.

Wenige Wochen später erfuhr ich von Georgios, dass er mit ihr telefoniert hatte, weil er noch einige seiner persönlichen Sachen, die immer noch bei ihr waren, abholen wollte.

In diesem Gespräch hatte sie verlauten lassen: „Eine Freundschaft mit Ramona raubt mir zuviel Energie. Außerdem habe ich viel zu viel zu tun. Das tut mir zwar leid, ist aber nun mal so."

Als ich das erfuhr, brach eine kleine Welt in mir zusammen. Es klang in meinen Ohren, als hätte ich ihr alles abverlangt, dass die Freundschaft nur einseitig war und ich ihr gar nichts gegeben hatte, was auch für sie wertvoll gewesen war. Konnte dies wirklich so sein? Einen Moment lang war ich davon überzeugt und wieder voller Schuld. Doch dann erinnerte mich Georgios, dass sie diesen Weg bereits zuvor mit zwei anderen Freundinnen und letztendlich auch mit ihm gegangen war.

Es war schwer, aber es gelang mir mit diesem Wissen eine Nadine zu sehen, die selber mit sich und ihren Aufgaben restlos überfordert war. Ich erinnerte mich daran, für wie stabil ich Nadine gehalten hatte, als ich sie kennenlernte, und wie sehr ich sie bewundert hatte. Nun sah ich eine Nadine, die immer noch in einer schwarzweißen Beziehungswelt lebte und sich damit zwanghaft über Wasser hielt. Das schmerzte mich sehr, aber ich akzeptierte es und schrieb ihr eine höfliche Abschiedsmail.

Eine Antwort bekam ich nie und ein unsagbarer Verlassenheitsschmerz überfiel mich. Meine Hoffnung, mich durch diese E-Mail innerlich distanzieren zu können, erfüllte sich nicht. Es sollte für mich eine konstruktiv abgeschlossene Sache sein. Ich hatte nicht den Gedanken gehegt, sie dadurch vielleicht zurückzubekommen. Oder etwa doch? Was es auch war, nichts von dem, was ich mir erhofft hatte, trat ein. Weder fand ich einen richtigen Abschluss, noch meldete sie sich. Ich zog mich von der Außenwelt zurück.

Hatte ich nicht vor langer Zeit auch Alex auf ähnliche Weise verloren? Und hatte ich nicht sämtliche Menschen, die ich liebte, durch Rückzüge verloren?

Ich fühlte mich unwürdig und weder mein Freund, noch Elli konnten mich vom Gegenteil meines miserablen Selbstbildes überzeugen.

Außer mit Georgios traf ich mich mit niemandem mehr. Das bevorstehende Weihnachtsfest verbrachte ich größtenteils vor dem Fernseher oder Computer. Mit dem kommenden Jahreswechsel folgte, nicht wirklich unerwartet, ein böser Rückfall.

Georgios musste am Silvesterabend im familiären Restaurant arbeiten. Als ich gegen zwanzig Uhr mit meinem Kaspar die Abendrunde lief und all die fröhlichen Menschen sah, die sich auf den Weg zu verschiedenen Silvesterpartys machten, überfiel mich so viel Traurigkeit, dass ich auf der Straße anfing zu weinen. Ich fühlte mich schrecklich verlassen, dass ich glaubte, es nicht ertragen zu können. Schleunigst machte ich mich auf den Nachhauseweg und schluckte Diazepam mit dem Wunsch, dass alles möglichst schnell an mir vorüberging und ich nichts vom Jahreswechsel und meiner zunehmenden Einsamkeit mitbekam.

Die Rechnung ging auf und ich erwachte erst wieder mit dem klingelnden Wecker um fünf Uhr morgens. Mühsam schleppte ich mich zum Neujahrsfrühdienst.

In mir tobte acht Stunden ein gnadenloser Kampf, indem ich versuchte, meinen elendigen Zustand zu verbergen. Als schließlich der Feierabend kam, ging plötzlich alles ganz schnell.

Seit langem fand ich mich in meinem Badezimmer mit einer Rasierklinge in der Hand wieder. Ohne zu überlegen, schnitt ich mir mehrere tiefe Wunden in den linken Unterschenkel. Wie schwach war ich doch!

Die Blutung nicht stillen könnend, rief ich wenig später Georgios an und bat ihn, mich in ein Krankenhaus zu fahren. Er war sofort da.

„Warum hast du mich nicht früher angerufen?"

Mit seiner Frage spürte ich deutlich seine Enttäuschung. Aber ich konnte ihm nicht sagen, dass es mir nicht geholfen hätte. Ich hatte mich lieber vom Blutrausch des Teufels verführen lassen.

Der Arzt im Krankenhaus war überraschend nett.

„Die Verletzungen zu flicken, wird sehr schwer", begann er feinfühlig, aber ohne Umschweife. „Ihr Unterschenkel weist mittlerweile ein so hohes Maß an Narbengewebe auf, dass kaum gesunde Haut bleibt, die es ermöglicht, die klaffenden Schnitte zusammenzuziehen."

Prompt erfasste mich ein schlechtes Gewissen. Fast eine Stunde verbrachte ich in dem Behandlungsraum. Der Chirurg bot all seine Nähkünste auf und runzelte immer wieder seine Stirn. Während sein Funk mehrfach piepste, fragte ich mich selbstverurteilend, welche schmerzgeplagten Patienten nun extra länger warten mussten, weil ich vor wenigen Stunden noch überzeugt davon gewesen war, mich wieder selbst ins Elend treiben zu müssen.

Nach diesem Ereignis rief ich Juliane nicht an, um mir einen vorzeitigen Termin geben zu lassen, sondern wartete brav den Ausstehenden ab. Zu groß waren meine Ängste vor ihren Einweisungsdrohungen. Außerdem fühlte ich mich vorerst, gefährlicherweise, wieder um einiges befreiter.

Zwei Wochen später saß ich in deutlich besserer Verfassung vor ihr. Nach langen Überlegungen beichtete ich ihr doch meinen Ausrutscher. Zu meiner Überraschung spielte sie mit keinerlei ‚Psychiatriedrohung' mehr.

Aber, was sie stattdessen sagte, traf mich bis ins Mark:

„Ramona, ich verspreche dir eines: Solltest du mir suizidal werden und so etwas tatsächlich durchführen, komme ich nicht zu deiner Beerdigung. Ich komme nicht mal an dein Grab. All die freundschaftlichen und liebevollen Gefühle, die ich für dich habe, wären mit einem Schlag gestorben!"

Das saß gewaltig, auch wenn ich versuchte, es mir nicht anmerken zu lassen. Natürlich war ich nicht suizidal. Aber ich wusste, wohin mich meine damalige, massive Selbstzerstörung irgendwann getrieben hatte: in das Beobachtungszimmer einer geschlossenen, psychiatrischen Einrichtung. Dahin wollte ich definitiv nie wieder. Aber alte schädliche Verhaltensmuster auf Dauer aufzugeben, war so schwierig. Vor allem in Zeiten, in denen es auch gesunden Menschen an Kraft mangeln würde, fand ich mich häufig am Rande der Verzweiflung wieder. Doch, für kurze Gefühle der Befreiung all meine Erfolge wegzuwerfen – sollte das etwa die Bestimmung meiner Zukunft sein?

Mir war klar, dass mein Glück noch viel zu häufig vom Verhalten anderer Menschen abhängig war. Und das durfte einfach nicht sein. Ich machte mich auf die Suche nach neuen Freunden. Die Isolation tat mir alles andere als gut.

So wie Elli wieder in den Genuss kam, häufigere Besuche von mir zu erhalten, pflegte ich gleichermaßen den Kontakt zu Anika, der jungen Frau, die ich auf Julianes Familienaufstellung kennen gelernt hatte. Durch tiefsinnige Gespräche, ähnliche Interessen und verwandte Leidenswege nahm sie mit der Zeit einen neuen, sehr wichtigen Stellenwert in meinem Leben ein. Ich begriff, dass sich mit dem Schließen einer Tür immer irgendwo anders eine neue öffnete.

Die Identität der Spinne

Zeitlebens hatte ich mich wie eine Spinne gefühlt, zumindest ein Teil von mir identifizierte sich so. Diesem symbolischen Tier wurde ich mir während einer Meditation bei Juliane gewahr.

In der Übung fuhr ich gedanklich mit einem Aufzug sieben Stockwerke in die Unterwelt. Dort angekommen stand ich nackt in einer mir bekannten Umgebung der Natur. Ich ging los und erreichte zuerst eine Wüste, in der es entsetzlich heiß und trocken war. Nach einem langen Marsch unter der glühenden Hitze und kurz vor dem Zusammenbruch erreichte ich das Meer, welches meine verbrannten Füße sanft umspülte.

Erleichtert ging ich hinein und stellte beim Untertauchen fest, dass ich im Wasser atmen konnte. Es präsentierte sich mir im weiteren Verlauf eine wunderschöne Unterwasserwelt. Als ich das Meer durchschritten hatte, erstreckte sich vor mir ein Urwald, der sich als tückisches Unterfangen erwies. Die Tiere kreischten laut, als ich ihr Terrain betrat. Verängstigt schlug ich mich durch das dichte Geäst und trug viele Wunden auf meiner Haut davon. Mühevoll erreichte ich eine Lichtung, vor der sich mir in ein riesiger Berg auftat. Beschwerlich erklomm ich ihn. Je höher ich stieg, umso kälter wurde die Luft. Ein eisiger Wind schlug mir ins Gesicht. Halb erfroren und immer noch völlig nackt erreichte ich eine Hütte am Gipfel, in welche ich eintrat.

Eine alte, weise Frau, die in meiner Imagination meine verstorbene Oma repräsentierte, saß vor einem warmen Kamin. Sie stand auf und wickelte meinen geschundenen Körper in warme Decken. Dann gab sie mir ein Buch, auf welchem der Titel ‚Ramonas Leben‘ in dicken Großbuchstaben prangte.

„In diesem Buch erfährst du die Wahrheit. Schlag es auf und lies darin", bat sie mich.

Gedankenvoll schlug ich eine Seite auf und dort sah ich sie: Die Spinne! Die weise Frau strahlte viel Liebe aus und nahm mir das Buch wieder aus der Hand. Nachdem ich wieder zu Kräften gekommen war, verabschiedete ich mich und machte mich auf die beschwerliche Heimreise.

Erneut durchschritt ich alle vier Elemente bevor ich wieder vor dem Aufzug stand, der mich zurück ins ´Hier und Jetzt` emporhob. Beeindruckt, doch sehr traurig, nahm ich in der Realität das an, was ich gesehen hatte. Anschließend schrieb ich folgende Einsichten auf ein Blatt Papier nieder:

„Ich organisiere mir in diesem Leben die Angst und den Ekel. Ich strebe an, eine Spinne zu sein. Das tue ich, indem ich stets versuche, nützlich für die Menschen zu sein. Sowohl im Beruf, als auch in der Freizeit, kümmere ich mich um die Kranken und Schwachen.

Aber auf der anderen Seite verbreite ich Angst und Schrecken, verjage die Menschen, die mir Gutes wollen und locke sie später wieder in mein Netz. Das Netz ist aber viel zu klein und auf Dauer viel zu beengend. So bin ich hin und her gerissen meinen Platz mit jemandem zu teilen oder doch wieder alleine zu sein. Die Angst verletzt zu werden, ist viel zu groß, denn schon ein kleiner Windhauch lässt mein Netz zerstören und immer wieder beginne ich von vorne zu spinnen.

Zwar versuche ich, es immer stabiler und dichter zu bauen, doch bei jedem gescheiterten Versuch wachsen mein Selbsthass und meine Wut und ich sorge dafür, dass ich immer hässlicher und gefährlicher werde. Von Wut, Angst und Ekel getrieben, zerstöre ich jetzt mein eigenes Netz, weil ich davon überzeugt bin, es nicht anders zu verdienen.

Doch ich möchte das Gegenteil kennen lernen. Ich möchte ein bunter Schmetterling sein, mich vom Winde tragen lassen, nicht abhängig sein von einem wackeligen Netz, frei von Ängsten, frei von Ekel mit ganz viel Achtung vor mir selbst. Mein erster Schritt wird sein, die Sonne, die auf mich herunter scheint, liebevoll meine Haut streicheln zu lassen und die Liebe, die mir entgegengebracht wird, einfach zu erlauben."

Die Spinne symbolisierte für mich Angst und Ekel.

Ich war diese Spinne, die diese schrecklichen Gefühle lebte, die verzweifelt nach Harmonie strebte und die Menschen, die ihr wichtig waren, hilflos in den Kokon einschnürte.

Sie hielt sich aber gleichzeitig gefangen in den eigenen Netzen und nahm sich selbst die Luft zum Atmen, wenn die eingeschnürten Menschen zu eng an ihr wahres Leben herankamen. Durch diesen begrenzten Raum beraubte sie sich selbst aller Möglichkeiten Farben zu sehen. Da war immerzu dieser ständige Wechsel zwischen Kokon und Verlassensein, Nähe und Distanz, zwischen Schwarz und Weiß.

Vielleicht war dieser Tag ein springender Punkt in meinem Leben. Natürlich hatte ich schon viel gekämpft, mit mir gerungen, Möglichkeiten gefunden mit mir, meinen Gefühlen und der Vergangenheit zurechtzukommen. Aber dies war ein Tag, an dem ich das, was ich theoretisch wusste, auch in mir fühlen konnte.

Es war immer leicht gewesen zu sagen, wie die Dinge standen. Allzeit war mir bewusst, dass ich Angst hatte und dass ich dagegen etwas unternehmen musste. Vom Verstand her war stets alles einfach. Das Gefühl jedoch schien anhaltend von alledem getrennt zu sein.

Doch an diesem Tag wurde mir emotional wie symbolisch klar: ‚Ich bin eine Spinne'. Und indem ich jene Spinne war, die sich in allem hemmte, die sich diese verfluchte Angst bereitete, machte ich mich fortwährend zu einem Opfer.

Auf diese Weise vereinigte sich mit dem Opfer gleichzeitig der Täter. Der Täter, der sich selbst und andere verletzen konnte, um später wieder in wimmernder Opferhaltung in einer Ecke zu sitzen, die schlechte Welt verfluchend. Anfangs fiel es mir schwer, diese Erkenntnis nicht sofort wieder in die schwarze Schublade zu stecken, um mich hinterher abermals wie der schlechteste Mensch auf der Erde zu fühlen. Wenn ich dies tun würde, wäre ich sogleich wieder ein Opfer meiner Selbst.

Es war ein Teufelskreis, den ich erkannte. Die Tatsache, dass es diese zwei Komponenten in mir gab, machte mich dennoch nicht zu einem schlechten Menschen. Sicher lag es auf der Hand, dass ich lange Zeit wirklich ein Opfer gewesen war, aber infolgedessen hatte ich mich selbst zu einem Daueropfer gemacht. Dieses hatte in der schweren Zeit für sich beschlossen, dass es verflucht war und ein Leben lang leiden musste.

Den Minderwert, den ich aufgebaut hatte, konnte ich nur durch die Rolle bestätigen ein schlechter Mensch zu sein, der all das verdiente und immer weiter leiden musste. Ich hatte mir eine eigene, selbstzerstörerische Identität geschaffen, die mir zum Lebensinhalt geworden war. Dieser Lebensinhalt war nicht zu brechen, solange ich beschloss weiter ein Opfer zu sein.

Der Vergleich mit einem dicken Menschen erschien mir hier sehr zutreffend. Jemand, der sich eine dicke Fettschicht anfraß, um sich hinter ihr zu verstecken, um gewisse Dinge einfach nicht tun zu müssen, würde auch durch hundert Diäten, die der Verstand vorschrieb, nicht dünner werden, wenn nicht der Wille und das Gefühl zur absoluten Veränderung da war. Der Wille, sich dem Leben zu stellen und seine Aufgaben zu bejahen.

Drückt man das mit Worten aus dem Talmud aus, klingt es in etwa so: ,Achte auf Deine Worte, denn sie werden Handlungen. Achte auf Deine Handlungen, denn sie werden Gewohnheiten. Achte auf Deine Gewohnheiten, denn sie werden Dein Charakter. Achte auf Deinen Charakter, denn er wird Dein Schicksal.`

Als ich über diesen Spruch genauer nachdachte, wurde mir klar: ,Ich bin das, was ich über mich denke.`

Und in meiner Lebensgeschichte spiegelte sich das wieder, indem ich selten das bekommen hatte, was ich mir wünschte, dafür aber immer das, was ich dachte.

So banal es auch klingen mag: An jenem verheißungsvollen Samstag im Februar beschloss ich, nicht mehr zu leiden. Ich verabschiedete mich von der Opferrolle und entschied mich für das Leben. Eine Spinne konnte wunderschöne Kunstwerke weben, das hatte ich anfangs nicht bedacht. Durch diese Assoziation verstand ich, dass ich in meinem Handlungsfreiraum bislang doch sehr eingeschränkt war. Es galt umfassend mein Leben mit seiner Grundhaltung zu ändern. Ich musste eine Entscheidung treffen: leiden oder leben!

Vielleicht würde ich dann auch eines Tages meinen Täter-Baum nicht mehr brauchen. Ja, möglicherweise würde ich auch das EMDR durchstehen, ohne in meinen Gefühlen als hilfloses Opfer stecken zu bleiben.

Das Erste, was mir nach diesem Geistesblitz auffiel, war eine emotionale Veränderung zu meinem Vater. In den Zeiten, in denen wir uns gut verstanden, fühlte ich mich plötzlich nicht mehr schuldig. Mit einem Mal hatte ich nicht mehr das Gefühl, dass ich ihm Ungeheuerliches vorwarf, sondern dass es eine unabänderliche Tatsache war, die in der Vergangenheit lag.

Ich entschuldigte sein Verhalten keineswegs. Aber mit dem Wissen, dass er als Kind von seinen Eltern massive Prügel einstecken musste und somit auch nur ein Opfer war, konnte ich es aus heiterem Himmel annehmen. Seine Seele hatte daraufhin einen anderen Weg als die meine eingeschlagen. Er war in seinen Jugendzeiten fremd-, ich autoaggressiv geworden. Teilten wir nicht beide im gewissen Grad den gleichen Schmerz?

In all den Jahren, in denen ich ihn zur Hölle geschickt und wieder zurückgeholt hatte, waren meine Augen blind dafür gewesen, wie viel Mühe er sich gab, sich mir auf seine Art wieder anzunähern. Lange Zeit war meine Wohnung für ihn eine Sperrzone gewesen, in welche ich nur meiner Mutter Einlass gewährte. Genau wie damals seine Eltern, bestrafte ich ihn mit Nichtbeachtung und Gefühlskälte.

Plötzlich betrachtete ich das ganz ohne Schuld. Ich wusste, ich musste diesen Weg gehen, denn das, was er getan hatte, rechtfertigte seine Lebensgeschichte nicht. All dies sah ich als Lernvorgang an, ohne welchen ich die kommende Einsicht nie erlangt hätte. Sich selbst verzeihen, war der einzige Weg, der es ermöglichte, auch anderen Menschen zu vergeben. Jetzt empfand ich eine große Zuneigung zu ihm, gleichzeitig spürte ich Bedauern für seine Geschichte und was er einst daraus gemacht hatte. Der Weg war scheinbar für uns beide wichtig und heilsam gewesen, um uns in Zukunft wieder mit Achtung und Liebe begegnen zu können. Seine Augen verrieten mir, dass er heute nie wieder derartig handeln würde wie früher.

So, wie ich versuchen wollte das Opferdasein hinter mir zu lassen und mich nicht mehr auf eine Borderline Diagnose zu reduzieren, fasste ich den Entschluss, meine Therapie einige Wochen ruhen zu lassen. Es ging mir gut. Aber das war nicht der Grund. Der Gedanke, der dahinter steckte, war ein Gefühl der Abhängigkeit. Ich wollte und musste für mich wissen, ob ich meine positive Grundstimmung allein den wöchentlichen Treffen mit Juliane zuschrieb, oder ob es wirklich eine Veränderung war, die tief in mir stattgefunden hatte.

Mittlerweile wusste ich, dass ich wirklich lange Zeit abhängig von Therapeuten und deren Worten gewesen war, genauso, wie ich das noch häufig von den Stimmungen anderer Menschen war. Meine Freundin und Feindin, die Borderline-Störung, war so lange Bestandteil meines Lebens gewesen, dass ich mir durch sie quasi eine Identität erschaffen hatte, die ich liebte und verfluchte. ‚Sie' war etwas, auf das ich mich bisher jederzeit verlassen konnte. Zum einen bereitete sie mir höchste Glücksgefühle, zum anderen ließ sie mich verzweifeln und ins tiefste Elend treiben. Ja, auf ‚sie' war immer Verlass gewesen – die Stabilität der Instabilität. Es gab Zeiten, in denen ich mich sogar fragte, was bloß geschehen würde, wenn sie plötzlich weg wäre? Einfach fort!

Dieser Gedanke machte mich nicht glücklich, sondern bereitete mir stattdessen Angst. Makaber!

Da ich so starke Emotionen erlebte, hatte ich regelrecht Panik davor, einfach eine leere Hülle zu werden – ein Nichts. Dass mich meine Gefühle nicht komplett verließen, konnte ich mir gar nicht vorstellen. Es gab nur schwarz oder weiß – tiefe ambivalente Emotionen. Dafür nahm ich jahrelange Selbstverstümmelungen in Kauf. Lieber schlechte Gefühle als gar keine.

Juliane befürwortete meine Pause mit Wohlwollen und war sehr erfreut über meine Ziele und Pläne.

Zum ersten Mal hoffte ich, dass auf meine ‚Borderline-Freundin' kein Verlass mehr war und ich wirklich im Begriff war, zu verstehen, dass das Opferdasein mein Leben ruinierte. Jedoch, es blieben Zweifel.

War ich vielleicht nur in einer extrem lang andauernden Hochstimmung? Kam Übermut nicht vor dem Fall?

Nein, ich würde nicht fallen, zumindest nicht abgrundtief. Ich war kein Opfer mehr!

Jeden Tag sagte ich mir das. Und Stimmungstiefs hatte schließlich jeder Mensch, die durfte auch ich haben. Das stand nicht nur den Borderline-Störungen zu.

Ich nahm also meine ‚Borderline Brille' ab und schaute mir meine Umgebung an – als Mensch, nicht als Borderline-Identität. Das erste, was mir auffiel und mich schmerzte war die Tatsache, dass nicht nur ‚Borderliner' diese Brille trugen. Viele Menschen, die um mich herum waren und von meiner so genannten Störung wussten, trugen sie ebenfalls. Das spürte ich nun mehr denn je.

Mein Auftreten war für mein Umfeld borderlike. Wenn ich kritisiert wurde, dann auf der Beziehungsebene, die sich in Problemsituationen für andere Menschen immer gleich in Aggression, Provokation und Wechselhaftigkeit widerspiegelte. Für diese Menschen war das eine bekannte und greifbare Schublade, welches die eigene Schuld von ihnen abhielt. Dies erschien mir extrem paradox und auch gemein. Es gab doch nicht nur bei ‚Borderlinern‘ Differenzen mit anderen Menschen.

Aber es war für manche meiner Gegenüber ein Leichtes, die Problematik immer nur auf diesen Ebenen zu suchen. Eindeutige Späße galten bei meiner Person zum Teil als nicht einschätzbar. Sie bedeuteten für mein Umfeld häufig schlichtweg Provokation oder Manipulation.

Mit anderen Worten: Erzählt eine Person, man sei ein Pferd, dann ist sie wohl verrückt. Wenn drei Personen behaupten, man sei ein Pferd, ist höchstwahrscheinlich eine Verschwörung im Gange. Aber, wenn zehn Personen erzählen, man sei ein Pferd, dann geht man zum nächsten Reitausstatter und kauft sich einen Sattel.

Als ich das realisiert hatte, hegte ich häufig den tiefen Wunsch laut zu rufen: »Könnt ihr nicht begreifen, dass ich ein Mensch bin statt eine personifizierte Störung?!«

Die Unsicherheit meines Umfeldes war erschreckend und bedauernd. Ich hatte tatsächlich einen Stempel auf der Stirn, den ich selbst im Spiegel nicht mehr sehen wollte und von dem ich mir von ganzem Herzen wünschte, das ihn auch meine Mitmenschen nicht mehr sehen würden. Aber mir war klar, dass ich mir diesen Stempel auf meinem Lebensweg selbst eingebrannt hatte. Zudem konnte ich ja nicht leugnen, dass ich in den zurückliegenden Zeiten nie ein solches Verhalten gezeigt hatte, auch wenn es aus einer übermäßigen Verzweiflung heraus geschehen war.

Wie konnte ich also jetzt verurteilen, was ich mir selber lange zu Eigen gemacht hatte?

Allein die Narben auf meinem ganzen Körper würden nie so verblassen, dass sie meine Mitmenschen nicht ewig daran erinnern und weiterhin eine Warnleuchte in ihren Köpfen aufblinken lassen würde. Wichtig war jetzt, dass ich mich nicht wie Aschenputtel verhielt und mir einen Schuh anzog, der nicht passte und in dem ich mir wieder die Füße blutig laufen würde.

Also lief ich weiter, barfuss!

Trigger, Flashbacks und der Fluch der Sexualität

Mein nächstes Ziel war eine Medikamentenreduzierung. Seit nun einigen Jahren verspeiste ich eine anschauliche Menge an Psychopharmaka. Ich nahm eine recht hohe Dosis Antidepressiva, welche, in Zeiten massiver Angstzustände, meine Panik deutlich reduziert hatte. Dieses Medikament war für mich zu einer Wunderpille geworden, ohne die ich wahrscheinlich lange Zeit nicht richtig therapierbar gewesen wäre. Des Weiteren hatten die Psychiater eine Palette niederpotente Neuroleptika an mir ausprobiert, um dissoziativen Zustände als auch die starken Unruhezustände zu dämpfen, die mich regelmäßig überfielen. Insgesamt waren es sieben verschiedene Präparate, die ich alle an- und absetzte. Sie bescherten mir am nächsten Morgen einen solch starken Überhang, dass ich kaum in der Lage war, meine Augen offen zu halten. Letztendlich fand man aber auch hier ein Medikament, das ich folglich einige Jahre einnahm, ohne dabei im Frühdienst einzuschlafen.

Und dann gab es noch das Diazepam, im Volksmund Valium genannt, meine Notfalldroge, die ich jedoch gewissenhaft nur für den Notfall benutzte. Denn ich wusste sehr wohl über Abhängigkeitsrisiken, von so genannten Benzodiazepinen, Bescheid. Eine Medikamentensucht obendrein wäre das Letzte gewesen, was ich gebraucht hätte. Obwohl: Es hätte ja wunderbar ins Klischee gepasst.

Medizinisch besänftigenden Aussagen zum Trotz, wollte ich von jeglichem Gift loskommen. Obgleich mir das Neuroleptika wunderbar schlafende Nächte bereitete, hasste ich dieses Medikament. Mein erster Absetzversuch war radikal und vollkommen unüberlegt. Gerade ich, als Krankenschwester, hätte es besser wissen müssen, dass man nicht von heute auf morgen von 100 auf 0 damit aufhören soll. Kein Opfer mehr sein zu wollen und bestimmte Lebensweisen zu ändern, bedeutete für mich wieder eine Radikalkur von schwarz zu weiß.

Dass es so nicht geht, stellte sich ca. drei Tage später heraus. Schweißgebadet saß ich gegen Mitternacht mit starkem innerem Druck in meinem Bett und wünschte mir, meine ganze Wohnung zu demolieren, wenn es nur helfen würde. Zudem kribbelten meine Beine so stark, dass es mir ein Unding war, sie stillzuhalten.

Am nächsten Tag nahm ich völlig frustriert, aber reicher an Erfahrung, meine volle Dosis wieder ein. Natürlich machte mir die Vorstellung Angst, ohne Tabletten nicht klar zu kommen. Aber mein Verstand sagte mir, dass dieser Trip reine Dummheit gewesen war, weil ich mal wieder alles auf einmal wollte.

Zwei Wochen später startete ich den nächsten Versuch. Brav reduzierte ich langsam die Dosierung. Als es nichts mehr zu reduzieren gab, nahm ich die kleinste Dosis nur noch alle zwei Tage ein und schließlich gar nicht mehr. Mit Erfolg! Ich war mächtig stolz auf mich. Keine Absetzsymptomatik. Endlich war ich wieder neuroleptikafrei, konnte trotzdem einschlafen und litt an keinen übermäßigen Unruhezuständen und Dissoziationen. Die erste Hürde, mich vom Psychopharmaka-Konsum zu lösen, war geschafft.

Komplett ohne Folgen ging es jedoch nicht. Aber diese ‚Nebenwirkungen‘, die sich im Wiederkehren häufiger Flashbacks äußerten, war schließlich ein Thema, an dem ich hart arbeitete – der Missbrauch. Ich besann mich und beschloss, meinen Flashbacks diesen Raum zu lassen, um näher an die Wahrheit und die Erinnerungslücken heranzukommen.

Es gab Flashbacks, die äußerten sich in Form von Alpträumen und sie waren weiß Gott nicht schön. Häufig träumte ich, wie ich vergewaltigt wurde. Seltsamerweise wusste ich während des Traumes, dass ich träumte. Aber das machte es nicht leichter. Während des Aktes spürte ich höllische, stechende Schmerzen, die vom Schambein durch meinen Unterbauch zogen. Ich wollte aufwachen, aber der Traum hielt mich gefangen und ich konnte mich nicht bewegen. Über mir war dieses Monster und mein Körper brannte.

Erst nach dem widerlichen Vollzug ‚durfte‘ ich mich rühren und schließlich erwachen. Dann schaltete ich stets meine Nachttischlampe an und schlief die ganze Nacht bei Licht. Das half und beruhigte mich wieder.

Die meisten, mir bewussten Flashbacks, passierten im Bett. Wahrscheinlich war auch damals meine erste, erschütternde Panikattacke bei Jürgen eine Rückerinnerung gewesen, über dessen Auslöser, sprich Trigger, ich mir nicht bewusst war.

Mittlerweile gelang es mir recht gut einige Trigger zu identifizieren, die zu solchen Flashbacks führten. Beispielsweise schlief ich stets mit brennender Nachttischlampe ein, weil ich bei vollkommener Dunkelheit und wachem Zustand häufig lautes, beängstigendes Gebrüll in den Ohren vernahm, welches totale Panik in mir auslöste und mich regelrecht erstarren ließ. Irgendwann kam ich dahinter, dass ich mich nicht für verrückt erklären musste. Dieser Zustand war identisch mit der einstigen, kleinen Ramona, die nachts voller Angst in ihrem Bett lag und das ohrenbetäubende Geschrei der Eltern hörte, von denen sie glaubte, dass sie sich irgendwann gegenseitig umbringen würden. Ich erstarrte sehr oft, wenn ich mich vor etwas erschrak, was mein Unterbewusstsein als bedrohlich einstufte.

In meiner früheren, ersten eigenständigen Wohnung, hatte ich nächtelang erstarrt zugebracht, wenn fremde Geräusche in mein Bewusstsein gedrungen waren, von denen ich glaubte, dass sie ein Mensch verursacht hatte, der mir im nächsten Moment furchtbares antun würde. In diesen Augenblicken verlor ich zuverlässig jeden Gedanken daran, dass nur mein Kater irgendwo drauf gesprungen war. Das jetzige Wissen um die Ursachen und dessen natürliche Reaktion, erleichterte mir vieles. Ich war nicht verrückt.

Als ich bei Juliane nach dem EMDR unter der Decke gelegen hatte, war ich genauso erstarrt. Selbst wenn es ewig gedauert hatte, so hatte meine Therapeutin mit ihren Provokationen einen Weg gefunden mich dort herauszuholen. Flashbacks waren absolut unerträglich, aber als ich sie endlich als solche erkannte, hatte das eine ungeheure entmachtende Wirkung.

Beispielsweise das abendliche Geschrei in den Ohren bei vollkommener Dunkelheit, verlor seine angstmachende Priorität, da ich verstand, dass ich nicht von Halluzinationen heimgesucht wurde, sondern mit der gleichen Körperhaltung wie damals im Bett lag. Mein Unterbewusstsein konditionierte das schlicht mit der früheren Schreckenssituation.

Heute war ich nicht mehr in dieser Opferrolle, mein Körper hatte bloß ein hervorragendes Erinnerungspotenzial. Es galt, mir dieses ganzheitlich bewusst zu machen. Was so einfach klingt, war wahnsinnig schwer. Wie oft kam der Wunsch in mir hoch, mich selbst zu verletzen, um positive Gefühle zu ,erschneiden' anstatt aktiv dagegen anzugehen. Aber mich trieb eine Kraft voran, von der ich selber nicht wusste, woher ich sie nahm.

Oft überlegte ich, ob ich mir nur selbst etwas vorgaukelte, um eine Heilung zu erzwingen. Doch dieser Gedanke brachte mir nichts außer neuen Zweifeln. Ich enttarnte ihn als das immer noch schlummernde Opfer in mir, welches sich nun ziemlich verlassen vorkommen musste, weil ich es nicht mehr beachtete.

Die Sexualität mit Georgios nahm jedoch zunehmend den wohlbekannten Problemcharakter an, den es mit Jürgen, meinem Ex-Freund auch gegeben hatte. Das Wissen um die Ursachen allein war hier noch nicht ausreichend, um Flashbacks radikal anzunehmen und somit nicht paradox und panisch zu reagieren. Immer wieder fand ich mich in intimen Situationen, in denen ich einfach nur funktionierte und weit abschweifte. Ich redete mir die Sexualität schön, weil das ja nun mal so sein musste. Meine Schönrederei bestrafte mich auf unbarmherzige Weise.

Der Ekel, der sich immer wieder aufs Neue aufbaute, machte mir die schönen Momente zunichte. Ich liebte es, meinem Freund nah zu sein, ihn zu spüren und mich an ihn zu kuscheln. Der Sex war jedoch, trotz aller liebevollen Bemühungen seitens Georgios, für mich ein Kampf.

Immer wieder überkamen mich die schrecklichen Gefühle wie böse Geister, die an mir emporkrochen. Meistens unterdrückte ich meine Tränen, doch immer häufiger konnte ich sie noch während des Aktes nicht mehr zurückhalten und begann hemmungslos zu schluchzen. Georgios setzte mich in keinster Weise unter Druck. Das konnte ich hervorragend selber. Ich wollte raus aus dem ganzen Sumpf, hatte aber vergessen, dass ich in kürzester Zeit viel zu viel von mir selber verlangte.

Mein Freund offenbarte mir, dass er unter diesen Umständen keine Lust mehr habe mit mir zu schlafen. Das versetze mich nahezu in Panik, weil ich davon ausging, dass ein gesunder Mann das in einer Beziehung braucht. Ohne Sex würde er mich sicher über kurz oder lang verlassen. Immer wieder versicherte mir mein Schatz, dass dies Unfug sei und ich ihn mittlerweile doch besser kennen müsste. Er erklärte mir, dass Sex entsetzlich wäre, wenn es dem Partner dabei schlecht geht und bat, mich zur nächsten Therapiestunde begleiten zu dürfen.

Georgios hatte in allen Punkten Recht und ich erkannte, dass ich es an diesem Punkt noch vorzüglich beherrschte, mich selbst weiter zu missbrauchen und Dinge zu tun, die mich quälten, – nur um meinem Partner gerecht zu werden.

Wir gingen zusammen zu Juliane, die uns ein vorübergehendes Sexverbot auferlegte. Stattdessen sollten wir uns darin üben, unsere Körper ohne Angst und Ekel zu erforschen.

Sie bat Georgios, sich während unserer ‚Forschungsreisen' fortlaufend mit mir zu unterhalten, damit ich nicht ‚weg dissoziierte'. Ich bekam die Aufgabe, klar die aufkommenden üblen Gefühle und meine körperlichen Grenzen zu benennen.

Bei unserem ersten, verkrampften Versuch kam ich mir überaus albern vor. Permanent musste ich lachen, verspürte aber keinerlei Freude, die dies gerechtfertigt hätte. Ich erinnerte mich an Julianes Worte: ´Manchmal lachen wir, um nicht weinen zu müssen!`

Seelenkollaps

Abgesehen von den sexuellen Problemen und Flashbacks ging es mir psychisch so gut, wie wohl noch nie zuvor in meinem Leben. Mein ersehntes Ziel, gesund zu werden, schien mir zum Greifen nahe.

Von der Tatsache, dass Seele und Körper eine Einheit bilden und dass das eine ohne das andere nicht wirklich genesen konnte, war ich immer überzeugt gewesen.

Ich war mit meinen 27 Jahren bisher extrem häufig körperlich krank geworden, was ich schließlich auch mit meiner psychischen Verfassung verband. Wenn ich mitunter achtzigjährige Patienten auf meiner Station pflegte, die noch nie zuvor im Krankenhaus gewesen waren, verschlug es mir die Sprache. Denn ich schaffte es bereits auf sechzehn stationäre Krankenhausaufenthalte. Das machte mich nun wirklich nicht stolz, viel eher beschämte es mich. Diverse ambulant versorgte Knochenbrüche und selbst verursachte Schnittverletzungen verdrängte ich nebenbei mit Vorliebe aus meinem Gedächtnis. Sie aufzuzählen, wäre mir nicht mehr möglich.

Nach mehreren Kollapsen landete ich nun erneut in der Notaufnahme. Bedingt durch meine Narbenvielfalt fand natürlich zuallererst meine psychiatrische Vorgeschichte erhöhte Aufmerksamkeit. Wieder einmal spürte ich den glühenden Stempel einer somatisierenden Borderlinerin auf der Stirn.

Erstaunlicherweise wurden die Ärzte nach langer Spekulation doch noch auf meine nun mehrere Jahre zurückliegende Herzoperation aufmerksam und entschieden sich für die genauere Abklärung. Das Ergebnis der Palette von Untersuchungen war niederschmetternd.

Vermutlich hatte ich unbemerkt eine Herzklappenentzündung durchstanden, dessen Folge jetzt eine nicht mehr komplett schließende Herzklappe war. Nicht tragisch genug, um zu operieren, dennoch so hinderlich, um bei einer zusätzlich bestehenden Kreislauffehlregulation immer wieder unvorhersehbar zu kollabieren und ein Leben in Müdigkeit, Schwindel und Antriebsschwäche zu führen. Was für ein gefundenes Fressen für mein schlummerndes Opfer. Warum geschah das auch noch?

Ich war verzweifelt und unglücklich, da es keine effiziente Behandlung für diese Problematik gab. Der Kontrollverlust, der mit diesem stetigen ‚aus den Latschen kippen' entstand, war für die Ärzte nicht nachvollziehbar.

„Sie sind eben sehr groß, haben eine Fehlregulation und es bleibt zuviel Blut in Ihrem Herz und in Ihren Beinen. Legen Sie bei so was eben die Beine hoch. Irgendwann normalisiert sich das schon wieder", war der unaufhörliche Wortlaut.

In einer der folgenden Nächte fand ich mich auf dem Krankenhausbalkon der oberen Etage wieder. Ich lehnte mich über das Geländer, Tränen liefen mir über das Gesicht und mein Körper zitterte.

»Was wäre, wenn du da herunterspringst?«, hallte es durch meinen Kopf.

Und der ‚gute Geist‘ antwortete: ´Deine Eltern würden zerbrechen, Georgios und deine Freunde unsagbare Tränen weinen. Ein unschuldiger Mitpatient würde dich beim Blick aus dem Fenster entdecken und Juliane käme nicht zu deiner Beerdigung.´

Wirklich schlechte Bedingungen!

Schließlich rauchte ich eine Zigarette, schlich in mein Krankenzimmer zurück und kauerte mich unter die Decke meines Bettes. Die Müdigkeit hatte Mitleid und ließ mich im Schlaf versinken.

Auch nach der Krankenhausentlassung wurde meine depressive Grundstimmung nicht besser. Was war bloß los? Ich war doch soweit gekommen und hatte das Leben gespürt. Warum versank ich nun im Strudel unermesslicher Traurigkeit?

Es dauerte lange, bis ich die Stimme meines ‚inneren Kindes‘ hörte, die nach den erneuten Belastungen der Krankheiten hilfesuchend erklang. Es war das gefesselte, geknebelte und verletzte kleine Mädchen, das niemals weinen durfte.

Und während die Tage schleppend und zäh an mir vorbeizogen, riss sich dieses innere Kind eines Abends in Georgios` Auto plötzlich alle Knebel aus dem Mund. Wie auf Knopfdruck begann ich jämmerlich zu weinen. Mein Freund stoppte den Wagen. Während ich laut schluchzte, quoll sämtlicher Schmerz in Worten und Tränen aus mir heraus.

„Warum ist das passiert? Warum hat man mir das angetan?", flehte ich nach einer Antwort.

Georgios` Miene verriet mir großes Mitgefühl.

„Bitte halt mich fest. Halt mich ganz, ganz fest!", bettelte ich verzweifelt weiter.

Sanft streichelte er über meinen Rücken und drückte mich gefühlvoll an sein Herz. „Du warst niemals schuld!" Immer und immer wieder beteuerte er diesen Satz. Solange, bis ich mich beruhigte und die Verzweiflung der Erschöpfung wich.

Zum ersten Mal hatte ich meine Geschichte bewusst beweinen können. Das stellte keine Opferhaltung dar. Nein, es war der jahrelange Schmerz, der sich den Raum nahm, endlich gelebt zu werden.

Dass er zudem so liebevoll von meinem Freund aufgefangen wurde, brachte eine große Erleichterung mit sich.

Ich setzte das EMDR bei Juliane fort. Die längere Verschnaufpause hatte mir gut getan und mir ein besseres Gefühl bezüglich der Sicherheit meiner Stabilität gegeben. Jedoch stand ich wieder an einem Punkt, an dem mir die Problematik meiner unbewältigten Vergangenheit nochmals sehr klar wurde. Ich war noch nicht soweit, es ruhen zu lassen. Mein Körper erinnerte sich immer wieder und meine Seele litt mit ihm. Der Weg war hart und steinig. Zwar bekam ich immer wieder Komplimente und gute Zusprüche meines Vorankommens, aber ich spürte durchaus, dass es nicht mit brachialer Gewalt ging. Der Weg war äußerst lang und konnte nur mit kleinen, aber stetigen Schritten gegangen werden.

Die ersten Sitzungen, mit denen wir wieder begannen, waren in etwa zu vergleichen mit jenen, die ich einige Monate zuvor erlebt hatte. Von Sitzung zu Sitzung spürte ich jedoch, die immer härter werdenden Veränderungen der Intensität, die ich besonders nach den EMDR-Stunden durchlebte.

Alles begann mit der Farbe ‚blau‘. Blau war bis zu einer der finalen EMDR-Stunden meine Lieblingsfarbe gewesen. Der blaue Himmel, das blaue Meer … blau besaß Tiefe. Aber von jetzt auf gleich war vorerst Schluss damit. Mit dem Tag, als ich mich beim EMDR in einem dunkelblau gefliesten Badezimmer vorfand, wurde ‚blau‘ zu einem fiesen Trigger. Dabei wusste ich nicht wirklich, was in diesem Badezimmer geschehen war, ahnte nur, dass es furchtbar für mich gewesen war. Bis ins Detail vermochte ich den Waschraum zu beschreiben. Ich wusste genau, wo welche Armatur stand und sah mich selbst in der Badewanne sitzen. Alles Weitere blieb mir hingegen verborgen – es teilte sich mir lediglich in Form von Zitteranfällen, Angst und Übelkeit mit.

In den nachfolgenden Tagen verabscheute ich die Farbe blau. Es war erstaunlich, wie sehr ich plötzlich jedes kleine Detail, das diese Farbe besaß, entdeckte. Es waren Dinge, die ich so bewusst sonst nie realisiert hatte: ein blauer Fleck auf dem Foto einer Zeitschrift, der blaue Wäschekorb, ein blauer Buchrücken, eine blaue Patientenakte auf der Arbeit, ein blaues Feuerzeug.

All diese Dinge nahm ich erschreckend wahr, denn sofort fand ich mich emotional in diesem dunkelblauen Bad wieder. Auf der Arbeit war es am schlimmsten, denn dort musste ich korrekt funktionieren. Also verhalf mir meine Maske einmal mehr zu verbergen, was mir entsetzlich zu schaffen machte.

Die grenzwertigste Situation aber war wohl jene, als ein Patient im blauen Schlafanzug vor mir lag. In Windeseile wurde ich zum Dissoziationsmeister, als ich plötzlich bemerkte, dass ich mich selbst ‚von oben‘ beobachtete, während ich ‚unten‘ mit dem Patient sprach. Als mir klar wurde, was da gerade mit mir passierte, verließ ich schleunigst das Zimmer. Was ich mit dem Mann in den letzten Minuten besprochen hatte, wusste ich nicht mehr.

Nach wenigen Tagen trat eine Verbesserung ein. Der ‚blaue Schrecken‘ verlor seine Intensität. Dennoch war er eine gute Voraussetzung, genau an dieser Stelle mit dem EMDR fortzufahren – so verrückt es auch klingen mag.

EMDR

– Ich sitze wieder in dem kleinen, dunklen Zimmer auf dem Boden und schaue zu dem Dachfenster, als er in das Zimmer eintritt.
„Sollen wir ‚es' wieder machen?", vernehme ich seine Worte.
Keine Ahnung, ob und was ich darauf antworte.
Nur wenige Minuten später sitzt er nackt auf meinem Gesicht, bewegt sich rhythmisch und ich bekomme kaum Luft. Ich frage mich nicht, was er da macht.
Seinem Willen ergeben, liege ich einfach nur da. Nachdem er fertig ist, muss ich mich auf sein Gesicht setzen. Was er unter mir tut, nehme ich nicht wahr.
„Okay, zieh dich wieder an", sagt er irgendwann, „… bevor uns noch jemand entdeckt!" –

Als ich die Augen wieder öffnete, sah ich in Julianes Gesicht und spürte, wie sie mir die Kopfhörer abnahm, durch welche die mir bekannten Töne piepsten.
Mal wieder einem Zitteranfall erliegend, aber außerstande auch nur eine Träne zu weinen, entschwanden Juliane und ich abermals zu meinem inneren, sicheren Ort, hoch über den Wolken.
Doch wie es der Zufall wollte – wenn es ihn überhaupt gibt – lag ich dort zwar geborgen eingekuschelt, aber über mir strahlte der tiefblaue Himmel. Mein Gemüt konnte sich durch diesen Trigger im sicheren Ort nicht wirklich beruhigen, da ich mich während dieser ´Reise` gedanklich mehr in der blauen Badewanne als in den weichen Wolken wieder fand.
Augenscheinlich fuhr ich relativ gefasst nach Hause und verbrachte einen angespannten, aber insgesamt ruhigen Nachmittag. Gegen Abend machte ich mich nochmals auf den Weg zu Juliane, da dort eine Gruppentherapie stattfand, an der ich teilnehmen wollte. Im Grunde verabscheute ich Gruppensitzungen, aber bei Julianes Vorgehen erwies sich diese Methode weitaus anders als in den mir bekannten Kliniken. Ihr Holzhäuschen bot eine wohlige Umgebung für vertraute Stunden – auch unter Fremden.
Cirka zwanzig Minuten saß ich mit weiteren acht Personen im Kreis auf Wolldecken, als sich mein vegetatives Nervensystem erneut als bekannter, unliebsamer Gast zu Wort meldete. Zuerst begannen meine Hände zu zittern, dann folgten die Arme. Über den Rumpf herunter vibrierte schließlich mein ganzer Körper.
Juliane entging das nicht. Doch trotz gutem Zureden ihrerseits konnte ich nicht beschreiben, welches Gefühl sich dahinter verbarg. Ich bestand lediglich aus unerträglicher Anspannung.

Nun sollte ich aktiv werden, kräftig auf eine Decke schlagen und wiederholt durch den Raum laufen. Der erhoffte Erfolg blieb aus – ich zitterte kontinuierlich weiter.

Juliane fragte mich, ob ich mich noch an das ´Decken-Experiment` nach meiner zurückliegenden EMDR-Sitzung erinnerte. Welch eine Frage! Natürlich erinnerte ich mich. Wie sollte ich das auch vergessen?

Also einigten wir uns darauf, genau dies, jetzt hier in diesem geschützten Rahmen noch einmal zu wiederholen. Mir war fast alles recht, um diesen elendigen Zustand zu beenden.

Ich fand mich infolge dieser Entscheidung in der Mitte des Raumes auf dem Rücken liegend wieder, während mein Kopf zwischen dem Schoß einer anderen Gruppenteilnehmerin ruhte und diese von oben herab meine Arme festhielt. Wir wurden beide mit zahlreichen Wolldecken von Kopf bis Fuß zugedeckt. Nachdem mir bereits das schon zuviel wurde, spürte ich plötzlich unzählige Hände, die mich über den Wolldecken kräftig festhielten.

„Höre auf den Atem über dir!", vernahm ich Juliane.

Von dieser Sekunde an ging alles ganz schnell. Die Panik bahnte sich den Weg in meinen Kopf. Unter den Decken wand ich mich hin und her. Dabei spürte ich, wie die Frauen mich vehement zu Boden drückten.

Dann kam der Black Out. Mich in einer Missbrauchsszene wieder findend, riss ich mich gewaltsam mit den Armen los. Diesen panisch, erkämpften Freiraum nutzte ich, um blind gegen alles hinter den Decken einzuschlagen. Massiv wehrte ich mich gegen die Frauen, wälzte mich vom Rücken auf den Bauch, um bloß ein Luftloch zu finden. Es schien mir, als hätte ich keinen Sauerstoff zum Atmen mehr und begann angsterfüllt zu hyperventilieren. Ich trat, schlug und kniff, bis sich allmählich die Last über mir auflöste. Nur ein Widersacher blieb, der mich weiterhin rabiat zu Boden drückte und festhielt. Was auch immer für ein Monster über mir war, es würde mir nie wieder so etwas antun, würde meinen Willen nie wieder brechen. So schlug und trat ich weiter blindlings um mich.

Es gab mittlerweile keine Decken mehr, die uns trennten. Mein Widersacher versuchte plötzlich, mich in die Arme zu nehmen, doch auf diesen widerlichen Akt der Zuwendung wurde mir so schlecht, dass ich glaubte, mich auf der Stelle übergeben zu müssen. So biss ich ´ihm` verzweifelt, aber heftig, in den greifbaren Unterarm. Ein verzerrter, weiblicher Schmerzensschrei riss mich schlagartig aus meinem Kampf.

Verstört öffnete ich die bislang krampfhaft zugekniffenen Augen. Voller Angst starrte ich in Julianes Gesicht. Um uns herum, aber in sicherer Entfernung, standen schweigend die anderen Frauen. Oh mein Gott, ich lag in der Praxis und neben mir keuchte eine völlig zerzauste Therapeutin.

Da ich die Realität nicht einordnen konnte, schubste ich ihre helfende Hand fort. Jegliche Nähe war mir zuviel, auch wenn sie mich bat, mir vorzustellen, dass mich nun die schützenden Arme meiner Mutter umfassen würden.

Hilfe, was war hier gerade passiert? Hatte ich den Verstand verloren? Was würde Juliane jetzt mit mir machen? Mich einweisen?

Erst mit den musikalischen Klängen der ´Healing Journey` von Gial Antara wurde ich ruhiger. Doch einen Bezug zu meiner Mutter konnte ich trotz mehrfacher Aufforderung bei aller Mühe nicht herstellen. Viel mehr erinnerte ich mich daran, wie ich als Kind mit ihr zusammen im Bett liegen musste und mich keinen Zentimeter bewegen durfte. Ansonsten schrie sie wie eine Furie herum, dass ich ihr den nötigen Schlaf rauben würde. Wie schon so oft, fragte ich mich auch jetzt, warum ich in diesen Situationen nicht einfach das Bett verlassen und stattdessen in mein Kinderzimmer gehen durfte.

Das Zittern hörte nach und nach auf. Stattdessen überkam mich eine entsetzliche Müdigkeit. Ich fühlte mich verausgabt wie nach einem Marathonlauf.

Die Gruppe schaute mich nach diesem Spektakel nicht schief an. Hier hatte sicher jeder seine Bürde zu tragen. Obwohl die meisten nicht wussten, wieso das geschehen war und was dazu geführt hatte, erfuhr ich Mitgefühl und Zuneigung.

Als ich später nach Hause fuhr, war ich bedeutend ruhiger, aber weiterhin sehr irritiert darüber, was ich getan hatte. Vor lauter Erschöpfung hatte ich jedoch nicht mehr die Möglichkeit mir viele Gedanken zu machen und so fiel ich schnell in einen tiefen, traumlosen Schlaf.

Wenige Tage später präsentierte mir Juliane schmunzelnd ihren blau verfärbten Unterarm. Jedoch meinen ‚bissigen Blackout` nahm sie mir nicht übel.

„Statt einer Einweisung hätte ich zur Not die anderen Frauen nach Hause geschickt und die ganze Nacht mit dir verbracht", sagte sie mir liebevoll.

Das beruhigte mich sehr. Juliane war nicht der Mensch, der unüberlegt etwas provozierte und sich dann mit den möglichen schwerwiegenden Folgen nicht auseinandersetzte oder frühzeitig aufgab.

„Bei dir hat eine Verwechslung zwischen Therapeut und Täter stattgefunden. Das war auch für mich nicht einfach", gab sie zu. „Ich konnte nicht kontinuierlich verfolgen, was für ein Film in deinem Kopf ablief oder vorhersehen, wie er sich verändern würde", erklärte sie mir weiter.

Diese Verwechslung war mir erschreckend klar geworden, als ich die Augen geöffnet hatte. Ich hätte meiner Psyche zuvor niemals zugetraut, die Fähigkeit zu besitzen, so paradox reagieren zu können. Für mich als Mensch, dem Kontrolle durchaus wichtig war, bedeutete das ein großes Entsetzen. Aber schon bald verstand ich die Zusammenhänge und den dazugehörigen Trigger, der mein rationales Denken vorübergehend ausgeschaltet hatte, um lediglich das Überleben zu sichern. Bis zur nächsten EMDR-Stunde ging es mir trotz den gedankenverlorenen Umständen relativ gut. Dann saß ich wieder auf dem Praxis-Sofa:

– Ich liege auf einem muffig riechenden Teppich. Auf mir liegt eine Person, die ich nicht identifizieren kann. Sie ist schwer und nackt. Zwischen meinen Beinen spüre ich etwas Hartes. –

Mit dem Wunsch mir die Kopfhörer vom Kopf zu reißen, überkam mich heftige Übelkeit.

„Wir gehen jetzt da durch", hörte ich meine beharrliche Therapeutin im bestimmenden Tonfall.

„Aber ich muss kotzen", krächzte ich. Aus den Augen-winkeln heraus sah ich, wie sich Juliane eine Blumenvase vom Tisch schnappte.

„Das ist egal, ich hab hier was, wo du zu Not rein brechen kannst!"

Mehrfach stieß ich auf. Verkrampft hielt ich mir den rebellischen Magen, bis die Übelkeit langsam nachließ und mein Mageninhalt zum Glück dort blieb, wo er hingehörte.

Erneut entschwanden wir zu meinem inneren, sicheren Ort. Während dieser ‚Reise' spürte ich schon, wie mein Körper gefühllos wurde und scheinbar keine Emotion in meinem Herz Platz fand. Was ich wieder einmal gesehen hatte, war furchtbar. Doch ich starrte fast wie unbeteiligt aus dem Fenster, während die sanften Worte Julianes auf mich nieder rieselten.

Als ich aus der Praxis schritt, glaubte ich zu kollabieren, da die Umgebung vor meinen Augen geisterhaft verschwamm. Benommen fuhr ich nach Hause. Ich versuchte mich krampfhaft abzulenken und ging mit Kaspar spazieren. Jedoch der dissoziative Dschungel wirkte so bedrohlich, dass ich mich nach zehn Minuten Fußmarsch schleunigst wieder auf den Heimweg begab.

Verzweifelt rief ich meine Mutter an, erntete von ihr jedoch nur besserwisserische Ratschläge, die ich nicht gebrauchen konnte. So endete unser Gespräch eher in Frust als in einer Entlastung.

Natürlich meinte es meine Mutter gut mit mir. Aber den von mir gewünschten Trost konnte sie mir nicht annähernd geben, wie ich es mir gewünscht hätte. Auf ihrer Seite herrschte Hilflosigkeit. Hinweise wie ´Guck doch mal, wie schön das Wetter draußen ist`, oder Ablenkungsmanöver zu einem bestimmten Fernsehprogramm machten mich wütend. Dennoch verstand ich schmerzvoll ihre Unfähigkeit, mir auf tröstlicher Basis nicht zur Seite stehen zu können. Es erinnerte sie wohl viel zu sehr an ihre einstigen Fehler. Vielleicht bescherte es ihr den unerträglichen, mütterlichen Schmerz darüber, dass ihre Tochter schon seit Jahren ein unglückliches Leben führte.

Um achtzehn Uhr rief ich Juliane an. „Ich kann nicht mehr ...", jammerte ich.

„Okay, komm um 20 Uhr in meine Praxis, dann sehen wir weiter", bot sie mir an.

Zwei Stunden später stand ich vor ihrer Tür. Ich fühlte mich wie ein emotionsloses Wrack, das nicht wusste, wohin es gehört. Noch heute rechne ich es Juliane hoch an, dass sie sich fast bis Mitternacht Zeit für mich nahm. An diesem Abend fand ich nach endlos vielen Versuchen den ersehnten Zugang zu meinem verletzten, inneren Kind.

So konfus es klingen mag, aber hinter all der Gefühllosigkeit steckte ein sehr mächtiges Gefühl, das ich über die Dissoziation immer wieder ‚weg machte'. Es war die Emotion einer massiven Trauer. Die Trauer, die ich wohl als Kind immer wieder abzuspalten lernte – vielleicht weil sie mich sonst umgebracht hätte. Dieser Vorgang hatte sich in all den Jahren unmerkbar automatisiert.

Da es mir als Kind eine so große Hilfe war mit diesen dissoziativen Fähigkeiten ‚falsche und vernichtende Ge-fühle' auszuschalten, lernte ich niemals die Abspaltung zu stoppen. Demnach stand ich in der heutigen Gegenwart natürlich vor einem gewaltigen Problem, wenn sich diese körperliche und emotionale Gefühllosigkeit, sprich die innere Leere, breit machten.

Um nicht wieder wie einst in Selbstverletzungen, Essstörungen oder Alkoholexzessen zu versinken, war es dringend nötig, an diese Gefühle heranzukommen. Die Gefühle des kleinen Mädchens, von dem ich so hoffte, es würde Gnade mit mir haben und sich mir zeigen, wenn ich stark genug dazu war. Letztens hatte ich ja bereits eine kurzfristige Erfahrung mit dem inneren Kind gemacht, als ich mit Georgios im Auto gesessen und verzweifelt losgeweint hatte. Aber was ich an diesem Abend bei Juliane erleben sollte, sprengte bisher Dagewesenes um ein Vielfaches.

Zu Beginn klappte erstmal überhaupt nichts. Wie bedeppert saß ich auf ihrer Couch und klagte über die innere Leere und jene Empfindung, dass anstatt eines Lebens ein Film vor meinen Augen ablaufen würde. Meine Haut schien wie anästhesiert. Selbst, wenn mir klar war, dass mich Selbstverletzungen dort herausholen würden, wusste ich, dass ich mich für einen anderen Weg entschieden hatte. Aufgrund der mangelnden Möglichkeiten endete dieser Weg allerdings noch oft in einer Sackgasse.

Mit dem Ziel an meine Trauer heranzukommen, bat mich Juliane, jetzt intensiv über meine Geschichte zu sprechen und all das Wünschenswerte aufzuzählen, was mir als Kind stets vorenthalten geblieben war.

Ich bemühte mich wirklich, aber der emotionslose Vortrag war der Wortlaut einer kontrollierten, erwachsenen Frau.

Er rief nichts weiter hervor als die Verzweiflung darüber, dass ich nicht so konnte wie ich sollte und wollte.

„Was wäre, wenn ich jetzt das Handtuch schmeiße?", provozierte mich Juliane irgendwann, nachdem auch diverse Imaginationsübungen spurlos an mir vorbei zogen.

„Na, dann könnte ich nun aufstehen und gehen", ant-wortete ich betrübt.

„Okay!" erwiderte sie, während ihr auffordernder Blick dabei zur Tür schweifte.

Aber ich ging nicht. Stattdessen kam ich mir ziemlich dumm vor und blieb sitzen wie ein Fels in der Brandung.

„Was wäre, wenn ich dir jetzt sage, dass du in eine Klinik gehen musst?", vernahm ich sie wieder.

„Dann würde ich dir ein Gefühl vorspielen, damit ich es nicht muss", antwortete ich leise.

Dann starrten wir uns eine Weile wortlos an. Julianes Blick verriet keine Härte – im Gegenteil. Diese Frau verstand – trotz ihrer Provokationen – meinen geballten Schmerz.

„Weißt du, was kleine Kinder sehr mögen?", fragte sie plötzlich in die Stille.

Ich schüttelte den Kopf.

„Sie mögen es, wenn man ihnen ein Schlaflied singt!"

Noch bevor ich genauer darüber nachdenken konnte, fühlte ich ihre Hand, die mir über den Rücken strich, und im gleichen Moment begann sie leise ein Lied zu singen. Ein Schlaflied, welches mein Innerstes bis in den letzten Winkel meines erfrorenen Herzens erwärmte:

Schlaf, Ramona, schlaf nur ein, bald kommt die Nacht,
hat sich aus Wolken Pantoffeln gemacht.
Kommt von den Bergen, kommt von ganz weit,
schlaf, Ramona, schlaf nur ein, es ist Schlafenszeit.

Schlaf, Ramona, schlaf nur ein, bald kommt der Mond,
der draußen hinter den Birnbäumen wohnt.
Einer davon kitzelt ihn sanft am Kinn,
lächelt der Mond und zieht leise dahin.

Schlaf, Ramona, schlaf nur ein, bald kommt ein Traum.
Schlupft dir zum Ohr hinein, merkst ihn erst kaum,
fährst auf dem Traumschiff ans Ende der Nacht,
bis dir der Morgen die Augen aufmacht.

Meine Abwehr brach in sich zusammen. Die Tränen kamen ganz von alleine und mit einem Mal war ich nicht mehr die erwachsene, dissoziierte
Frau, sondern ein trauriges Kind, das sich in Julianes Arme einkuschelte
und verzweifelt schluchzte: „Das ist das erste Schlaflied, welches mir je
ein Mensch gesungen hat."
„Ich weiß", vernahm ich sie sanft, „Du hast ganz andere Sachen gehört.
Und ich wünschte, du hättest sie nicht gehört!"
Ich weiß nicht, wie lange ich weinend in ihrem Arm lag, aber es war sicher eine ganze Weile. Juliane zündete noch eine Wunderkerze an, weil
das ‚Groß und Klein erfreue‘ und so kehrte allmählich Ruhe in mir ein.
Die Ruhe dauerte genauso lang wie meine Autofahrt nach Hause. Noch
während ich durch die Haustür schritt, glaubte ich zusammenzubrechen.
Georgios, der bereits auf mich wartete, schien verstört. Aber ich konnte
und wollte mich nicht erklären und verschwand geradewegs in meinem
Bett.
Ich spürte einen unsagbaren Schmerz. Es war der Schmerz, den ich in
meinem kleinen Herz schon so früh ertragen hatte, während ich in meinem Kinderbett lag und die Kirchturmglocke jede Viertelstunde erbarmungslos schlug. Es war der Schmerz eines heranreifenden Teenagers,
der zusammengekauert in seinem Jugendzimmer hockte. Der Schmerz
einer missbrauchten Kinderseele, die nie wusste, wie sie den nächsten
Tag überstehen sollte und sich deshalb fürs ‚Vergessen‘ entschied.
Am liebsten hätte ich dieses Leid aus mir herausgerissen. Die äußere
Schutzschicht aus Stärke und Kraft, die ich in den letzten Jahren um
mich errichtet hatte, schwand langsam. Auf einmal tat ich mir selber unendlich leid und brach erneut in Tränen aus. Die Tragik all dessen war so
überflutend, dass ich kaum glaubte, die kommende Nacht zu überleben.
Ich kam mir vor, wie in einem tiefen, schwarzen Loch, so hoffnungslos,
so verletzlich, so einsam. Nun verstand ich, warum mich mein inneres
Kind, jahrelang mit Dissoziationen geschützt hatte.

Befreiung

Zugegeben, es war eine Hardcore-Therapie, die wir in diesen Wochen durchführten. Zum Glück hatte ich während dieser intensiven Zeit Urlaub, denn ich bezweifelte nach den Prozeduren mit gutem Grund, meiner verantwortungsvollen Arbeit nachgehen zu können. Es gab viele Stimmen, die mir nahe legten, das EMDR in einer Klinik weiterzuführen. Das Internet gab mir diesbezüglich viele Austauschmöglichkeiten und die meisten Betroffenen prophezeiten, dass sie das ambulant niemals durchstehen oder durchgestanden hätten. Natürlich verunsicherte mich das. Es machte mich auch nachdenklich. Dennoch stand der Entschluss fest, es weiter ambulant zu machen, solang meine Reaktionen und Gefühlszustände im erträglichen Bereich blieben und meine Therapeutin auch in folgenden Krisen meine Ansprechpartnerin blieb.

Nach der letzten beschriebenen Sitzung, hatte ich das Gröbste überstanden. Was nun blieb, war ‚Trauer- und innere Kind Arbeit‘. Wochenlang fühlte ich mich noch ausgepowert, träumte schlecht und war depressiv. Doch das Betrauern war überaus wichtig. Und ich hatte einen schmerzvollen, aber verblüffenden Kontakt mit mir selber geschaffen. Demnach tat ich vieles, was mir die Möglichkeit gab, mein früheres ‚Ich‘ zu wecken. Ich kaufte mir meinen Lieblings-Kinderfilm, zündete täglich eine Wunderkerze an, stellte ein Bild der kleinen Ramona an mein Bett, sang mir regelmäßig selber ein Schlaflied und war kindlich albern, wenn die Erwachsene nichts zu melden hatte. Das brachte einen spürbaren Frieden mit sich.
Meinen Humor bewahrte ich mir über all die Jahre, trotz aller Stimmungsschwankungen. Als albernes Kind war ich immer am glücklichsten gewesen, auch wenn es häufig unterbunden wurde. Vielleicht war jene Ressource, diesen Anteil nie verloren zu haben, einer meiner künftigen Lebensretter, auch wenn viele dieser Kindereien von allzu erwachsenen Menschen schnell als nervig abgetan, nicht verstanden oder gar fehlinterpretiert wurden, wenn die sarkastische, erwachsene Ramona noch ihren Senf dazu beisteuerte. Heute kann ich das nicht mal verübeln.
Da ich lernte, die Albernheit nicht mehr als abwertende Beleidigung zu definieren, mit der ich meine Grenzen austestete, spürte ich schon bald Stolz darüber, das Kind in mir leben zu können. Ich empfand sogar Mitleid mit den Leuten, die seit jeher in ihren erwachsenen Zwängen steckengeblieben waren, Menschen wie mich verurteilten und sie wegen Kleinigkeiten, wie Spritzer mit Wasser, an den Pranger stellten.

Durchleiden – erwachsen werden – ausrasten – verzweifeln – tief stürzen – hochklettern – leiden – ‚Ja' zum Leben sagen – noch mal durchleiden – betrauern. So könnte man meine Geschichte wohl mit wenigen Worten formulieren.

Im Nachhinein konnte ich mit Bestimmtheit sagen, dass besonders das EMDR und die Verabschiedung von der Opferrolle enorm viel dazu beigetragen hatten, alles in jene Richtungen zu lenken, wie ich es mir wünschte. Der Wille zur absoluten Veränderung war da, und dafür nahm ich es fast gern in Kauf, diese – zum Teil – grausigen EMDR Stunden durchzustehen. Ich drängelte Juliane in manchen Zeiten beinahe, da mir mein Vorankommen zu langsam erschien. Nie mehr wollte ich mich von den finsteren Schatten überrollen lassen, die mein Leben so lange bestimmt hatten. All dies wäre aber sicher nicht möglich gewesen, wenn ich weiterhin dauerhaft instabil mein Dasein gefristet hätte. Somit war die Stabilisierungszeit in der Klinik, inklusive DBT, ein nicht zu unterschätzendes Muss. Im Grunde waren meine dortigen Erfahrungen und Abgründe richtungsweisend für all das, was noch vor mir lag.

Schritt für Schritt machte ich Fortschritte. Die Bilder des Schreckens waren nach wie vor in mir lebendig, aber sie verblassten und vergilbten zusehends. Sie wurden von all den anderen Bildern überlagert, die jeder von uns in sich trägt, denn auch mein Leben ging weiter. Ich schloss neue Freundschaften, arbeitete, tanzte, litt, lachte, weinte und tat all das, was jeder andere auch tut.

Selbst die Dissoziationen verloren nach und nach einen Teil ihrer beängstigenden Macht und verwandelten sich zuweilen in andere, sehr schöne Richtungen. In einer Astralreise, die viele Fachleute abermals in die Schublade der krankhaften Dissoziation quetschen würden, hatte ich eines Abends das wundersame Erlebnis mit vielen bunten Lichtern, die sich mir als Engel offenbarten, durch einen schwerelosen Raum zu fliegen.

Mein Körper lag während dieses Geschehnisses im Bett. Zuvor hatte mich ein Albtraum geplagt, aus welchem ich jedoch erwachte und daraufhin meine Nachttischlampe anschaltete. Kurze Zeit später fiel ich in eine Art Dämmerzustand und als ich das Licht wieder löschen wollte, merkte ich, dass ich mich nicht mehr bewegen konnte. Nicht einmal meine Augen konnte ich öffnen. Für wenige Sekunden überkam mich Angst. Dann erschienen diese Lichter, offenbarten mir, dass ich nichts zu befürchten hatte und schon begann ich, mit ihnen durch einen schwerelosen Raum zu fliegen.

Es war ein wunderschönes Erlebnis und nicht mit Worten zu beschreiben. Sicherlich litt ich in heftigsten Zeiten unter schweren dissoziativen Zuständen, sonst hätte ich mir unmöglich so tiefe Wunden zufügen können, aber mit der Zeit lernte ich, jene von den anderen zu unterscheiden. Die Dissoziation, die Spaltung des Bewusstseins vom Körper. Eine Gabe? Ein Fluch? Es vereint sicherlich beides. Aber im positiven Erleben vermochte ich es irgendwann nicht mehr, dies als dissoziative Störung und damit als krankhaft zu betrachten.

Der Glaube an die Engel, insbesondere an meinen Schutzengel, gab mir bis heute viel Halt. Das beschriebene Erlebnis bestärkte mich, gab mir Trost und gleichzeitig das wohlige Gefühl, dass es jemanden gibt, der mit Liebe über mich wacht.

Nur wenig später las ich auf einer Seite im Internet, dass es bekannt sei, dass Engel, Feen, Elfen und ähnliches für den ‚Borderliner‘ ein hohes Identifikationspotenzial bieten. Die Botschaft: ‚Wir sind anders‘ sei darin deutlich zu spüren. Wie ernüchternd!

Aber ich war es leid, wieder etwas meiner angeblichen Störung zuzuschreiben. Ich hielt mich ja weder für einen Engel, noch für ein Fabeltier mit Flügeln.

Und sollte es tatsächlich doch so sein, dass alles an meinen Traumatisierungen lag, dann zog ich zumindest daraus einen entscheidenden Vorteil: Tiefe!

Selbst, wenn ich, wie ich glaube, nicht an alle Erinnerungen des Missbrauchs herankam und vor allem bis heute nicht mit 100%iger Sicherheit sagen kann, wer aus unserem Bekanntenkreis der Täter war, so lernte ich zu akzeptieren, dass mich die kleine Ramona mit ihrer inneren Weisheit beschützt. Vielleicht werde ich eines Tages auch so stark sein, den Rest zu erfahren – vielleicht aber auch nicht. Der Frieden, der in mir einkehrte, verlangte vorerst keine weitere Aufklärung und somit war das, was ich bearbeitet hatte, wohl wegweisend gewesen. Die Bruchstücke des letzten Puzzleteils wiederum in seine Einzelteile aufzustückeln, erschien mir wie Erbsenzählerei, und das bestätigte mich in meinem langen Prozess der Verarbeitung.

Mein buddhistischer Grundglaube half mir zudem, einen tieferen Sinn im Sein zu erkennen. Er brachte mir die Überzeugung, dass wir seit jeher alle immer wieder auf diese Welt kommen, um unsere Aufgaben zu erfüllen, an denen unsere Seelen wachsen. Der fragwürdige Ausweg eines Freitods erscheint mir in diesen Zusammenhängen zunehmend obstrus. Selbstmord bedeutet nun für mich, im nächsten Kreissaal wieder kreischend und mit derselben Aufgabe geboren zu werden, da ich schlussfolgernd die einstige Aufgabe meines jetzigen Lebens nicht erfüllt habe. Ich verstand, dass nichts, was ich und alle anderen Menschen durchleiden umsonst ist – auch wenn wir das auf der Verstandes- und Gefühlsebene nicht immer sofort begreifen.

Mit Juliane landete ich einen Volltreffer.
Sie ist ein therapeutisches Sonderexemplar für Herzlichkeit, Ehrlichkeit und Fachwissen und bis heute für mich ein Licht, das nicht erloschen ist. Stets behandelte sie mich als Mensch, sah mich nie als ‚Borderlinerin' und signalisierte mir keine Berührungsängste. Im Gegenteil, sie brachte mir Vertrauen entgegen. Somit vertraute auch ich ihr, wie keinem Therapeuten zuvor. Kurz: Die Chemie stimmte einfach, auch wenn ich im Gegenzug wieder die Stimmen hörte, die von einer Idealisierung der Therapeutin sprachen. Die ärgerliche Borderline-Brille!
Als irgendwann der Abschied nahte, empfand ich durchaus Trauer, was jedoch für die durchlittenen und geborgenen Momente der Therapie normal und menschlich war. Es gab mir keinen Grund wieder destruktiv zu werden, oder mich aus diesem Grunde gottverlassen zu fühlen.
Ich hatte auch gar keine Zeit dazu, mich einsam zu fühlen, denn als ich es am wenigsten erwartet hatte, trat meine alte Freundin Nadine wieder in mein Leben. Es war eine lange Zeit vergangen, seit sich unsere Wege, für mich so schmerzvoll, getrennt hatten. Umso erstaunter war ich plötzlich eine Email mit der Bitte um ein Wiedersehen in meinem Onlinebriefkasten zu finden. Wenige Tage später trafen wir uns zu einem Spaziergang an einem See. Während wir anfangs verlegen und wortkarg nebeneinanderher schlenderten, erzählte sie mir später zaghaft, weshalb sie damals alle Zelte abgebrochen hatte. Ihren Worten zufolge lag es an ihrer Identität, von der sie nie wusste, welche die Richtige war. Mit den verschiedenen Menschen, die in ihr Leben traten, veränderte sie sich und wechselte demzufolge ihre Farben wie ein Chamäleon.
Sie erzählte mir weiter, dass sie nun an einen Punkt gekommen sei, an dem ihr aufs Schmerzlichste bewusst wurde, dass sie immer wieder an mich denken musste.
„Ich weiß nicht, wer ich bin und wie ich leben möchte, aber eines ist mir klar geworden, dass du dazu gehörst!" Ein Schauer lief über meinen Rücken als sie ihre Worte mit: „Ich wünsche mir, dass du wieder ein Teil meines Lebens wirst", schloss.
Nadine besaß wahrlich Größe. In einer Woge der Erleichterung fielen wir uns in die Arme. Fortan bauten wir unsere Freundschaft wieder neu auf und pflegten sie wie einen wertvollen Schatz.
Irgendwann verstand ich mein Leben als eine große Reise, die jeder von uns auf seinem eigenen, steinigen Weg geht. Da, wo es niemand einfacher oder schwerer hat, aber auf dem sich alles fügt.

Leben

– Es ist Spätsommer.

Ich sitze mit Georgios im Auto und wir sind unterwegs nach Berlin zu einem Rosenstolz Konzert. Damit erfülle ich mir einen lang ersehnten Traum. Aufgeladen mit positiver Energie plappere ich unaufhörlich bis wir nach sieben Stunden Fahrt endlich ankommen. Zwei Stunden davon haben wir im Stau verbracht, aber das trübt meine Laune nicht im Geringsten.

Nach wochenlangem Regen zeigt sich auch die Sonne von ihrer besten Seite. Glücklich springe ich aus dem Auto und schaue in den blauen Himmel. Mein Herz macht einen Sprung. Besser könnte es nicht sein. Ich genieße den Größenwahn, dass sie gerade bestimmt nur für mich herunter scheint. Wie ein kleines Kind hüpfe ich umher und meinem Freund dabei direkt in die Arme, der sich von meiner überschäumenden Begeisterung gerne anstecken lässt.

Am nächsten Tag bin ich gefangen von euphorischer Nervosität. In mir ist keine Spur von Angst – im Gegenteil – ich freue mich, mit etwa 20.000 anderen Menschen diesen Abend erleben zu dürfen.

Als es endlich soweit ist, versinke ich wie in Trance in den Klängen der Melodien.

Wie viel ich doch mit dieser Musik verbinde …

Sie versetzt mich mit einem Schlag in die vergangenen Jahre. Vor meinem geistigen Auge sehe ich mich in der Klinik sitzen, zuhause vor dem Computer, beim Autofahren, in meinem Zimmer tanzen, ja ich sehe mein Leben in Freud und Leid. Aber nun empfinde ich kein Leid, nein, ich empfinde Glück. Ich singe aus Leibeskräften jede Zeile mit und fühle, wie mich all dies im Inneren friedlich berührt, so dass ich weinen könnte. Eine wohlig aufflammende Wärme steigt in mir hoch. Mit all meiner Liebe umarme ich meinen Freund und hauche ihm ein zärtliches: „Ich liebe dich", ins Ohr, worauf ich mit einem strahlenden „Ich dich auch", belohnt werde.

Ich bin ich – und nichts von alledem tut mir leid!

Willkommen im Leben! Es hat mich zurück.

Und während die Klänge nach zweieinhalb Stunden langsam verstummen, machen wir uns im Lichterschein eines Feuerwerks glücklich auf den Weg nach Hause. –

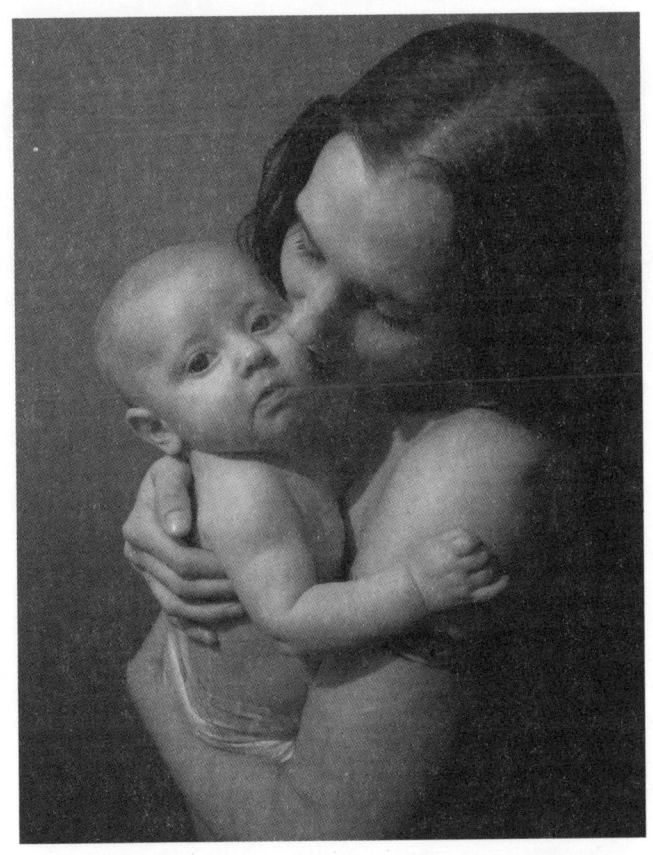

Schön ist alles, was man mit Liebe betrachtet.
Doch aufgrund meiner Narben war ich überzeugt,
dass mich kein Mann je lieben würde.
Ich habe mich ja so geirrt!
Dieses Bild von mir und meinem Sohn Leo
ist ein Zeugnis der Liebe.

Gedanken der Gegenwart

Es ist natürlich ein Unding, zu glauben, dass uns das Leben nicht immer wieder vor neue Aufgaben stellt. Das tut es definitiv und zumeist auch ziemlich schonungslos. Ich bin aber davon überzeugt, dass wir, egal, wie hart es auch ist, stetig daran wachsen. Alles, was uns widerfährt, alles, was uns berührt und schmerzt, ist genau das, was wir auf unserer Reise brauchen. Die eigenen tiefsten Einschnitte, Hürden und Klippen sind unsere Wegweiser, denn hinter jedem unserer Probleme hält sich eine unserer Gaben versteckt. Immer, wenn es am Ende doch geht, wenn wir eine Sucht überwunden, eine Angst besiegt, eine Krise über wunden, eine Krankheit geheilt, ein Unglück überlebt oder unseren Eltern vergeben haben, strömt uns sofort neue Lebenskraft zu. Es ist wichtig, darauf zu vertrauen, dass wir so, wie wir sind, richtig sind – egal wie schmerzlich, launenhaft oder verurteilenswert unser Leben gerade zu sein scheint. Im gegenwärtigen Moment fühlt sich alles falsch an, doch wir brauchen jene Hindernisse, um zu erleben, dass wir genau die passenden Ressourcen besitzen, diese zu überwinden.

Nun schaue ich auf knapp zehn Jahre Psychotherapie zurück. Wenn ich an diese vergangenen, zum Teil grausigen Zeiten denke, spüre ich endlich Stolz. Stolz, hier zu sitzen und sagen zu können: „Es geht mir zunehmend besser!" Ich bereue keinen meiner Wege. Mein Leben musste erst am Abgrund völliger Sinn- und Ausweglosigkeit entlangschrammen, bevor ich fähig war, mich zu öffnen und um Hilfe zu bitten. All dieses Chaos musste sein, so schrecklich es auch war. Dieser schmerzliche Weg war nötig, um Heilung zu erfahren.

Heilung ... was ist das überhaupt? War ich krank?

War ich ‚Borderline'? Bin ich jetzt nicht mehr ‚Borderline'? War ich es überhaupt je?

Viel zu viele Stimmen behaupten, dass man Menschen mit Borderline sowieso nicht helfen kann, weil sie unberechenbar sind und unaufhörlich manipulieren.

Und dann gibt's noch jene ‚Durchgeknallten' wie mich, die jahrelang als krank und Borderline galten und plötzlich so etwas wie gesund wurden.

Um Himmels Willen, das passte ja überhaupt nicht ins Schema! Da musste sich wohl einst jemand bei der Diagnosestellung völlig geirrt haben. Und schwups wurden Worte laut, dass man ja im Grunde sowieso niemals richtig ‚Borderline' war.

Erst machten mich solche Äußerungen wütend, denn im ersten Moment war das für mich eine Aberkennung meines gesamten Kampfes, den ich über Jahre geführt hatte. Aber irgendwann begriff ich, dass es völlig egal war, und der Ärger darüber viel eher mein Ausdruck eines nachschallenden Identitätskonflikts war. Warum sollte es so wichtig sein, wer oder was ich gewesen war?

Egal, ob man meinem Erleben nun die Etikette ‚Borderline' aufdrückte oder es ‚Posttraumatische Belastungsstörung Typ 2' nannte – all das war doch nur ein winziger Teil von mir, von Ramona, dem Menschenkind, das eine Menge durchgestanden hatte.

Trotz meiner heutigen Einstellung war es nicht leicht, Eingeprägtes einfach loszulassen. Oft beschrieb ich ‚Borderline' als meine Feindin und Freundin, denn sie verschaffte mir ja intensive Gefühle. Leere war für mich blanker Horror. Somit hatte ich die gruselige Vorstellung, emotionslos und seelisch tot zu sein, wenn es diese Borderline-Identität nicht mehr gab.

Nichts von dem war der Fall!

Ich lebe noch und ich lebe intensiver als je zuvor. Vielleicht ist der einzige Weg zum Leben wirklich, manchmal ein bisschen verrückt zu werden. Ja, vielleicht repräsentierte ich auch einfach nur eine ‚Epidemie unserer Zeit'.

Wenn ich meine persönliche Diagnose stellen müsste, (obwohl ich Diagnosen mittlerweile furchtbar finde, weil sie einen Menschen gerade im psychiatrischen Bereich derartig herab reduzieren) würde ich sagen, ich bin eine ‚stabile Borderlinerin' auf dem Genesungsweg. Aber ich muss gut auf mich Acht geben. Ebenso, wie ein trockener Alkoholiker sein Leben lang aufpassen muss, nicht versehentlich die Mundspülung mit dem Rasierwasser zu verwechseln.

Natürlich bin auch ich nicht fehlerfrei mutiert. In psychiatrischen Lehrbüchern fänden beharrliche Kritiker sicherlich noch diffuse Störungsbilder, die meinen Weg und meine Behandlung anzweifeln ließen.

Gut, es wäre vermessen, überheblich und wahrscheinlich auch Selbstbetrug, zu behaupten, dass nun immerzu alles rosarot und in bester Ordnung ist. Aber Macken und Fehler sind menschlich, zum Teil auch liebenswürdig.

Meine Impulsivität besitze ich noch immer, allerdings ist diese in den wenigsten Fällen noch destruktiv oder selbstzerstörerisch. Vielleicht ist das Wort Temperament passender. Ich besitze ein hitziges Gemüt und habe schnell eine große, zum Teil freche, überhebliche Klappe, wenn mir etwas schräg kommt oder ich mich gekränkt fühle. Dies schreibe ich meinem ausgeprägten Gerechtigkeitssinn zu. Nur leider haben die Menschen oft unterschiedliche Meinungen von Gerechtigkeit und das programmiert Konflikte schnell vor. Die Konflikte jedoch sind nicht zu vergleichen mit früheren Zeiten, in denen ich mir anschließend die Extremitäten aufschnitt, meinen Mageninhalt mechanisch entleerte, mich in Affären stürzte, oder Unmengen an Alkohol in mich hineinkippte, um am nächsten Morgen in der Küche, auf dem Boden liegend, zwischen Erbrochenem zu erwachen. Ich bete, dass ich auf so etwas nie wieder zurückgreifen muss.

Die Gedanken an Selbstverletzungen waren und sind bis heute natürlich nicht soweit ausgelöscht, wie man beliebig eine Glühbirne ein- oder ausschaltet. Das zu behaupten, wäre eine Lüge. Aber im Vergleich zu den vorausgegangenen Jahren fand diesbezüglich schon ein gewaltiger Veränderungsprozess in meinem Kopf statt.

Dennoch: Manchmal habe ich Angst. Angst, dass alles wiederkommt. Angst, dass ich mir einen positiven ‚Schein-Schauplatz' erschaffen habe, an dem eine Bombe tickt. Angst, dass ich aus einem wunderschönen ‚Du-hast-es-geschafft-Traum' erwache und mir eine fiese Fratze ins Gesicht schreit: „Du Dummkopf, Borderline ist lebenslänglich!"

Hin und wieder erlebe ich noch diverse Panikanflüge und gleichwohl plagen mich immer mal wieder Ängste vor erneuten, schweren Schicksalsschlägen. Mein Leben läuft weitgehendst in geregelten Bahnen.

Umso mehr quält mich deshalb die Vorstellung, wie ich reagieren würde, wenn beispielsweise ein geliebter, mir sehr nahe stehender Mensch sterben würde. Ein grauenvoller Gedanke. Würde ich rückfällig? Würde ich wieder in einem Beobachtungszimmer erwachen? All das sind Dinge, die ich nicht weiß, über die ich aber auch besser nicht nachdenken sollte. Die Angst vor Morgen war schon immer einen Tag zu früh!

Ich werde alles daran geben, mich dem zu widersetzen, was mich zerstört. Doch sollte ich tatsächlich eines Tages erneut vor diversen Probleme stehen, werde ich versuchen, mich daran zu erinnern, dass ich schon einmal – wie Juliane einst blumig zitierte – „aus der Scheiße die Stufen hochgekrochen bin".

Unkraut vergeht nicht!

Zu ‚Borderline' und dessen Therapie habe ich eine ganz persönliche Meinung. Sie stimmt mit großer Sicherheit nicht mit den Meinungen vieler Fachleute überein.

Ich glaube, dass eine dauerhafte, herkömmliche Verhaltenstherapie nie zu den gewünschten Erfolgen führen wird. Meine Erfahrung lehrte mich, dass, wenn beispielsweise ein destruktives Verhalten verhaltenstherapeutisch behandelt und unterbunden wurde, es nie lange dauerte, bis ich mich in einer neuen selbstschädigenden Misere befand. Eine beständige Verhaltenswuselei ist, meines Erachtens, daher nur die Verschiebung eines Grundproblems. Ich betrachte das fast schon als gefährlich. Als ich mich das erste Mal in Therapie begab, weil mich meine Angst derartig beherrschte, glaubte ich, dass man mir nun helfen, und sich alles in kurzer Zeit regeln würde. Das Gegenteil war aber der Fall.

Zwar wurden meine phobischen Ängste bedingt besser, aber ich empfand mich selbst als unberechenbarer und instabiler als je zuvor. Mich von Therapie zu Therapie hangelnd, merkte ich, wie mir die Zügel immer mehr aus der Hand glitten, vielleicht deshalb, weil man mir meine fraglichen Bewältigungsstrategien nahm. Stets benötigte ich etwas Neues, was ich fühlen konnte. Ich brauchte andauernd heftigere Dinge, um zu wissen, wer ich eigentlich bin. Im Grunde aber wusste ich es nie. Allezeit war ich auf der Suche. Neue Probleme, die kamen, wurden bearbeitet, beispielsweise die Essstörung. Als diese aus therapeutischer Sicht wieder unter Kontrolle war, lechzte ich erneut nach einem stärkeren Reiz, um den immensen Druck in mir zu kompensieren, oder eben zu fühlen, dass ich noch lebte. Also schnitt ich mich mit ‚zunehmender Tiefe‘ von Ambulanz zu Ambulanz.

Das sind typische Borderline-Geschichten und ich behaupte, dass die meisten Betroffenen diese leidvolle Reihenfolge bestätigen können. Vielleicht muss erst jeder von uns diesen beschwerlichen Weg gehen, um Einsicht zu erlangen und dahinter zu blicken, um all dies zu verstehen, um es später willensstark verändern zu können. Dabei bleibt aber stets zu hoffen, dass sich aus dem Leid tatsächlich ein Wille entwickelt. Zu hoch sind leider immer noch die erfolgreichen Suizidraten, weil der Schmerz allgegenwärtig zu massiv und vernichtend erscheint.

Viele Psychiater und Psychologen haben Angst und sind absolut dagegen, traumatisierte Borderliner auch auf traumatherapeutischer Basis zu therapieren. Der Grund ist, dass Borderliner zu tief stürzen und zudem zu stark dissoziieren können, und somit wieder in hohem Maße einer Selbstschädigung entgegenlaufen. Das ist sicherlich nicht abwegig, aber auf der anderen Seite auch keine Lösung. Tatsachen hören nicht auf zu existieren, nur weil man sie zur Seite schiebt!

Auf Dauer ist das Leben auf der Grenze ohne Traumaaufarbeitung zumeist so unerträglich, dass der Betroffene immer wieder vor den Trümmern seines Lebens aufwacht, dann unter verhaltenstherapeutischer Behandlung resigniert und suizidal wird. Das klingt makaber, aber genauso erlebe ich es bei vielen Betroffenen. Es ist ein Drahtseilakt.

Die ‚Dialektisch behaviorale Therapie‘ gilt für mich als Ausnahme im Verhaltensdschungel. Sie ist sicherlich hilfreich und wichtig. Für mich war es die Grundlage, überhaupt eine Traumatherapie anzustreben. Mit dem Wissen der DBT und den Möglichkeiten, die ich in extremen Angst- und

Spannungszuständen hatte, war das Handwerkszeug gerüstet. Selbstverständlich ist das nur meine eigene Erfahrung und kein Maßstab für jede(n).

Unfähige Therapeuten werden schnell nervös bei Borderlinern. Auch wenn sie glauben, das sei für den Patienten nicht spürbar, spüren wir es. Die Distanz, die aus Angst vor unangemessenen Reaktionen aufgebaut wird, liegt immer im Raum. Dann schreit es dem Borderliner geradezu ins Ohr: „Ihre Angst ist berechtigt, vor Ihnen muss man sich hüten. Sie sind unberechenbar und gefährlich! ... Wahrscheinlich brechen Sie die Therapie sowieso ab."

Also bekommen wir riesengroße Angst. Wenn uns ein borderlinebebrillter Therapeut fühlen lässt, dass er uns mit Abstand und ebenso großer Unsicherheit und Angst begegnet, wie wir sie selbst haben, werden wir ihm nie vertrauen können. Schließlich bestätigt er das, wovor wir uns am meisten fürchten. Häufig macht diese Unsicherheit dann verzweifelt und aggressiv. Ein Hund fletscht auch die Zähne, wenn er sich bedroht fühlt. Das wiederum lässt uns als Monster, Tier und/oder hoffnungslosen Fall dastehen.

Es macht mich heute noch extrem wütend, wenn ich etwas von ‚primitiven Borderline-Verhaltensmustern‘ höre oder lese. Nicht nur als Selbstbetroffene sage ich aus tiefer Überzeugung, dass diesen Menschen, den Borderlinern, höchste Achtung gebührt!

Borderliner sind hilflose Kinder, die in einem erwachsenen Körper stecken. Ist dies das Grundproblem? Oder macht das nicht gerade liebenswert?

Die Erfahrung mit vielen psychisch Kranken überzeugte mich, das die meisten mehr Einfühlungsvermögen und Tiefe besitzen, als die grobe, oberflächliche Masse, deren einziges Bestreben nur darin besteht, sich selbstherrlich und ohne Rücksicht auf Minderheiten zur Schau zu stellen. Eine gesunde Gesellschaft?

Hinter den Psychiatriemauern stellt man täglich die Frage, wer nun wirklich die Gesunden, und wer die Kranken sind. Ich schimpfe oft über die bösen, bösen Psychiater und Therapeuten. Dabei habe ich selbst eine sehr gute Therapeutin in der Klinik und anschließend eine hervorragende, ambulante Therapeutin in Juliane gefunden. Darin hatte ich einfach riesengroßes Glück, oder, vielleicht war es auch Bestimmung.

Erzählungen von anderen Betroffenen lassen mich dennoch häufig erschaudern. Ebenso meine einstige Therapeutensuche, als mich niemand nach dem Suizidversuch aufnehmen wollte und die grässlichen Erfahrungen des Umgangs mit mir und den anderen Patienten auf der geschlossenen Station. Es ist traurig, aber das gibt es tatsächlich.

Fachkundliche und herzliche Behandlungen sind rar, dennoch nicht ausgeschlossen oder unmöglich. Es bedarf Geduld. Geduld, die jedoch in akuten Krisen nur schwer aufgebracht werden kann.

In meinem bisherigen Leben traf ich auf viele Menschen und werde sicherlich, so Gott will, noch auf viele weitere treffen. Die meisten kamen und gingen, obwohl ich einige gern mit beiden Händen festgehalten hätte. An diese Menschen denke ich heute noch oft. Viele lernte ich in Kliniken kennen, aber zumeist brach der Kontakt kurze Zeit nach der Entlassung ab. Ich glaube, dass ich durch die Erlebnisse und Traumatisierungen in meinem Leben die Chance bekam, jene Menschen zu erkennen, die mein Herz tief berühren. Im Verlauf meiner Geschichte habe ich zu oft erlebt, nicht so angenommen und geliebt zu werden, wie ich bin. Außerdem glaube ich, dass ich deshalb eine hohe Sensibilität dafür entwickelt habe, wer mich bedingungslos liebt und wer Vorbehalte hat. Dazu gehörte sowohl einst Jürgen, wie heute Georgios, meine besten Freunde, meine Therapeutin Juliane und – ganz wichtig – auch wieder meine Eltern. Ja, ich liebe meine Eltern, obwohl ich sie früher verflucht habe!
Wie sehr genieße ich heute die Umarmung meiner Mutter und einen lächelnden Blick meines Vaters, der mich aus den gleichen Augen, wie den meinen, anschaut. Es gibt keine halbe Verzeihung!
Verzeihung muss ganzheitlich aus dem Herzen geschehen und ich weiß, dass er dort wieder seinen Platz eingenommen hat. Ich habe auf einem mühseligen Weg viele Dinge aufgearbeitet und begriffen.
Heute bin ich nicht mehr gefangen in diesem massiven, vergangenen Schmerz und darauf bin ich unendlich stolz. Hass und Ablehnung können niemals der Weg sein!
Ob ich heute auch so sprechen könnte, wenn sich meine Eltern keinen Zentimeter auf mich zu bewegt hätten, weiß ich nicht. Es ist aber auch nicht wichtig. Dieses war unser aller Weg, den es nötig war zu gehen … und wir sind ihn gegangen. Lieben und Verzeihen ist für mich ein grundlegender Lebensbaustein geworden, weil es unendlich heilsam ist.

Mein größter Wunsch für die Zukunft ist, dass ich meinen gefundenen Frieden in meinem Herzen bewahre und Licht und Liebe an die Menschen weitergeben kann. Ich bin weder zum Prophet noch zum Moralapostel mutiert, aber ich glaube, dass man das eigene Ego auch mal zurückstellen muss. Geben ist etwas Wertvolles und Kostbares, was unsere Gesellschaft heilen kann. Es gibt nichts Schlimmeres als Ignoranz. Einer gestressten Verkäuferin an der Kasse im Supermarkt ein Lächeln zu schenken, kann kleine Wunder bewirken und ihr zumindest wenige Augenblicke des hektischen Tages verschönern. Geben muss allerdings von Herzen kommen. Erfolgt es bloß aus falsch verstandenem Pflichtgefühl, Höflichkeit, Angst vor Ablehnung oder dem Wunsch nach Anerkennung, so bewirkt es fast nichts. Im Gegenteil, dann höhlt es uns innerlich aus und vermittelt uns das Gefühl, nirgendwo genug zu bekommen. Wir müssen uns selbst wertschätzen und bereit sein, das Beste zu empfangen. Erst dann können wir wahrhaft geben.

Ich habe oft die Beobachtung gemacht, dass die Menschen aufgebracht und erschüttert reagierten, wenn in den Medien ein neuer Fall von Kindesmissbrauch Schlagzeilen machte. Dennoch sind manche Leute fast süchtig auf solche Nachrichten und diskutieren stundenlang über den vermeintlichen Täter und kurz über das arme, arme Kind.

Aber was ist später mit den erwachsenen Kindern, die durch solche Schicksale in psychiatrischen Einrichtungen ihr Dasein fristen? Wen interessieren sie noch?

Am meisten wohl die tratschenden Nachbarn, die sich von Fenstersims zu Fenstersims zurufen: ´Die Verrückte von oben, die ständig so laute Musik gehört hat, sitzt wieder in der Klapse. Dies wurde ja wirklich Zeit! So etwas darf nicht frei herumlaufen. Wie komisch die im-mer geguckt hat ...`

Viele Menschen urteilen erbarmungslos über das, was sie nicht verstehen, aber sie wagen keinen Blick hinter die Fassaden. Vielleicht ist das so, weil viele dieser Menschen zu sehr damit beschäftigt sind, selbst interessant zu erscheinen. Sie denken, dass der Weg zur Aufmerksamkeit mit Worten gepflastert sei und sie durch ihre Beiträge und Kommentare ständig Sachkenntnis und fragwürdige Intelligenz zur Schau stellen müssten.

Während ich hier sitze und die letzten Zeilen niederschreibe, trage ich ein neues Leben unter meinem Herzen. Es ist unglaublich – ich bin tatsächlich schwanger.

Eine Freundin versicherte mir, es gäbe kein schöneres Zeichen für Liebe und Heilung als ein Baby. Es ist in der Tat erstaunlich. Wie oft haben mir in der Vergangenheit Gynäkologen prophezeit, dass es, im Falle eines zukünftigen Kinderwunsches, aufgrund meiner zystenreichen Eierstöcke sehr schwierig und kompliziert werden würde, dies zu verwirklichen. Sonderlich bewegt hat mich das nie, denn ich war seit jeher davon überzeugt, dass mein Körper, vor allem in diesen Belangen, minderwertig und unfähig sein müsse. Die Aussage der Gynäkologen war demnach nur eine Bestätigung für das, was ich sowieso schon zu wissen glaubte.

Und nun? – Nun trage ich ein kleines Licht, ein Wunder in meinem Bauch. Völlig unerwartet. Wieder ein Beweis für mich, das Körper, Geist und Seele untrennbar miteinander verbunden sind. Es ist ein Freudentaumel für mein Selbstbewusstsein und meinen einst gebrochenen Stolz, der nun zu neuer Größe aufersteht. Die Liebe zwischen Georgios und mir hat ein Leben erschaffen. Das ist ein unbeschreibliches Gefühl, dem ich höchsten Respekt zolle.

Ich möchte mein Kind mit all meiner Liebe großziehen. Dabei ist mir aber bewusst, dass dies eine große Aufgabe ist. Sicherlich ist dies nicht immer einfach. Es erfordert viel Geduld und Mut. Wer ein Kind bekommt, muss sich klar darüber sein, dass ab diesem Zeitpunkt dieses hilflose Geschöpf das Wichtigste im eigenen Leben darstellt. Ihm gebührt die oberste Priorität. Sicher konfrontiert mich diese Tatsache mit meinen eigenen Versagensängsten. Nicht selten habe ich die Angst, dass mein Kind ähnliche Leiden wie ich durchstehen muss, oder ich jene Fehler mache, die ich gleichzeitig so scharf verurteile. Wie heißt es so schön? Als Kind ist jeder ein Künstler. Die Schwierigkeit liegt darin, als Erwachsener einer zu bleiben. Auch das ist eine weitere Stufe auf der Leiter der Prüfungen und Lernprozesse.

Dieses Licht, das durch meinen Körper herausstrahlt, macht schon jetzt so vieles vergessen. Es ist ein großartiges Geschenk, wofür sich ohne Frage jeglicher, schmerzhafter Kampf gelohnt hat!

Zum Abschluss mein Appell an alle, die sich mit meiner Geschichte identifizieren können. Ich bitte euch: „Was auch immer euch in eine schwarzweiße Welt getrieben hat, lasst es nicht zu, dass es euch zerstört. Niemand ist besser oder schlechter. Die Sichtweise bestimmt eine Beurteilung. Gebt der absurden Behauptung, ihr seid schlecht, keinen Wert, egal, wie oft man euch diese unterschwellige Botschaft vermittelt haben mag. Nur derjenige kann verstehen, wer in euren Schuhen gelaufen ist, euer Leid mitgetragen und jene Bilder im Kopf ertragen hat, wie ihr sie seht. Aber es ist trotzdem höchste Zeit die gegenwärtige Resignation und Verzweiflung abzuschütteln. Wir alle tragen in uns die Kraft, um das zu leben, wofür wir geboren sind und wir verdienen es, unser volles Potenzial zu verwirklichen und unserer wahren Lebensaufgabe nachzukommen. Es ist unser aller Geburtsrecht, aber wir müssen es auch in Anspruch nehmen. Die meisten Menschen sterben, ohne dass die Welt ihre Musik gehört hat. Darum geht hinaus und lasst die Welt eure Lieder hören!"

Danksagung

Ein besonderer Dank gilt Georgios für all seine Liebe und dass ich meine bei ihm wiederfinden durfte.

Ich danke meiner Therapeutin Juliane, die mich auf einem schmerzlichen Weg begleitet und mit großartiger Arbeit einen Zugang zu mir erreicht hat.

Du gabst mir Hoffnung und neuen Lebensmut!

Das werde ich niemals vergessen!

Großer Dank an Elli, Ricarda, Steffi, Anika, Mohi und Marcus! Ihr seid mir wertvolle Freunde, die ich nicht mehr missen möchte!

Ich danke Nadine für ihre Freundschaft und die Wege, die wir weiterhin auf unserer großen Reise der Selbstfindung gehen. Ich wünsche dir viel Licht und Liebe.

Danke meinen Eltern! Wir teilten trotz allem Schmerz ähnliche Leidensgeschichten. Ich bin sehr glücklich über den unmöglich geglaubten Wandel. Ich liebe euch!

Großer Dank gilt auch jenen Kollegen und Kolleginnen der Station 2a, die im Krankheitsfalle über lange Strecken für mich mitarbeiten mussten, und mich dennoch immer wieder vorurteilsfrei in ihrer Mitte aufnahmen.

Speziellen Dank an Ingo: Die heiteren und ausgelassenen Spätdienste waren eine Bereicherung!

Vielen Dank den ganzen wertvollen Menschen, die ich in Kliniken kennen lernte, sowie dem kompletten Pflegepersonal der Station Anno. Besonders erwähnen möchte ich an dieser Stelle die Psychotherapeutin Frau H.

Ich hätte auch nie gedacht, in der anonymen Welt des Internets mit seiner Oberflächlichkeit und Ignoranz, Gleichgesinnte kennen zu lernen, die mir viel bedeuten. Ich danke dem Milkaschaf sowie der Fee und allen anderen ehemaligen Mitgliedern des V.I.P. Forums und des ‚Angstraums‘!

Last but not least danke ich meinem Engel Avapanael, Rolf Dieter, Victor und all jenen Lesern, die ihre Augen nicht verschließen. Diese Welt braucht euch!

Nachwort

Indem ich nach Worten ringe, die beschreiben könnten, was ich denke und fühle, werde ich mir immer bewusster über die Begrenztheit eben dieser Worte. Es ist eine Gabe, die richtigen Worte zum richtigen Zeitpunkt zu wählen. Dieses ist Ramona überaus treffend gelungen.

Eine Zen-Weisheit sagt: >Im Augenblick, da du über ein Ding sprichst, verfehlst du das Ziel<.

In Achtung und Wertschätzung dessen, was Ramona geschrieben hat, möchte ich weder über sie noch über ihre Aufzeichnungen sprechen, denn es spricht für sich.

So entscheide ich mich am richtigen Ort zu schweigen.

Ich verbinde mit Ramonas Buch die Hoffnung, dass sich Verständnis und Mitgefühl für Menschen mit einer so genannten Borderline-Störung erweitern.

Insbesondere Betroffenen wie Therapeuten wünsche ich eine Bereicherung ihrer Einsichten und Sichtweisen, ähnlich, wie ich es mit Ramona erlebt habe.

Ich wünsche ihr von ganzem Herzen alles Gute für ihren weiteren Lebensweg. Ich bin dankbar, dass ich sie ein Stück darauf begleiten durfte.

Juliane

Begriffserklärungen

Borderline-Persönlichkeitsstörung (BPS):

Auf den ersten Blick trägt der Ausdruck selbst nur wenig zum Verständnis bei, dennoch greift er von der Wortbedeutung her ein für die Betroffenen ganz typisches Thema auf: Das Leben auf der Grenze. Grenzgänger zwischen himmelhoch jauchzend und zu Tode betrübt, zwischen gesund und krank, oft auch zwischen Leben und Tod.

1938 prägte erstmals Adolf Stern diesen Begriff für ein Erleben, das niemand so recht einordnen konnte. Manche Erlebnisweisen ähnelten jenen, die man als Neurose kannte, andere erinnerten an psychotische Phänomene. Da sich die Patientengruppe aber weder in die eine noch in die andere Klassifikation eindeutig zuweisen ließ, wurde der Begriff Borderline geprägt. Der Glaube, dass es sich dabei um eine Mischung zwischen Neurose und Psychose handelt ist zwar noch weit verbreitet, aber falsch!

Borderline-Störungen gehören heute zu der diagnostischen Gruppe der Persönlichkeitsstörungen. Viele Fachleute verwenden statt der Diagnose Borderline heute den Begriff: emotional instabile Persönlichkeitsstörung.

1980 wurde dieser Ausdruck erstmalig verwendet und verdeutlichte, dass es sich vielmehr um ein psychologisches Konstrukt handelt, welches eine Vielzahl von schwierigen Verhaltensweisen zusammenfasst.

Viele Betroffene sind grenzverletzt, das heißt ihre Grenzen wurden massiv missachtet. Zwar liegen nicht bei allen Personen mit Borderline Missbrauchserfahrungen vor, aber allen Betroffenen schien ein schwieriges Umfeld in der Kindheit gemein zu sein, indem sie ihre Persönlichkeit nicht frei entfalten konnten. Ein entsprechendes Beispiel hierfür ist ein ‚gutes Kind', das niemals wütend sein darf und dementsprechend keinen adäquaten Umgang mit negativen Gefühlen erlernen kann.

Circa 81% der betroffenen Personen berichten von schweren traumatischen Erlebnissen, wie häuslicher Gewalt, Liebesentzug und/oder körperlichem/sexuellem Missbrauch. Da der misshandelnde Täter häufig eine wichtige Bezugsperson darstellt, wird das Opfer mit dem fatalen Widerspruch konfrontiert, dass eine geliebte Person, die schützen sollte, identisch ist mit jener, vor der man selbst Schutz bedarf. Mit diesen unvereinbaren Emotionen wird es für das Opfer fast unmöglich sich mitzuteilen. Angemessene Reaktionen wie Angst, Ekel und Wut gegenüber der Bezugsperson wahrzunehmen, werden nur noch schwer möglich. Eventuell kehren sich diese negativen Gefühle dann gegen das eigene Individuum. So kann der Missbrauch durch die eigene ‚Schlechtigkeit' gerechtfertigt werden.

Derartige, schwere, traumatische Erfahrungen können folglich auch die spätere Beziehungsgestaltung enorm prägen.

Das gleichzeitige Erleben ambivalenter Emotionen, wie zum Beispiel die Zärtlichkeit des Täters, verbunden mit der gleichzeitigen Furcht vor ihm, lässt die Betroffenen später im Umgang mit anderen zwischen extremen Polen der Nähe und Distanz hin und her schwanken. Somit spiegelt der Begriff Borderline durchaus Erfahrungen und Erlebnisse von Betroffenen wieder. Dadurch ist er heute in einem anderen Sinn bei der Entstehung des Ausdrucks zutreffend.

Zieht sich die Symptomatik gleichbleibend durch mehrere Jahre oder das ganze Leben, spricht man von der Borderline-Persönlichkeitsstörung. Treten die Symptome erst seit kürzerer Zeit oder phasenweise auf, so spricht man vom Borderline-Syndrom.

Die Krankheitsbestimmung sollte erst ab dem frühen Erwachsenenalter erfolgen, da bis dahin die Persönlichkeit eines Menschen noch starken Entwicklungen unterliegt. Gewissermaßen ähnelt die Pubertät vielen Borderline-Verhaltensweisen, ohne deshalb pathologisch zu sein.

Viele Mediziner und Therapeuten sehen die Borderline-Störung zu diffus an, um sie ernst zu nehmen. Andere händeln sie als Notlösung, von der man im Zweifelsfall schöpfen kann. Das wird verständlich, wenn man sich die Diagnose-Kriterien des diagnostischen und statistischen Manual psychischer Störungen, dem DSM-IV anschaut.

Die Diagnose ist zutreffend, wenn mindestens fünf der neun Kriterien erfüllt sind:

➤ Ein Muster von instabilen, aber intensiven zwischenmenschlichen Beziehungen, das sich durch einen Wechsel zwischen den beiden Extremen der Idealisierung und Abwertung auszeichnet.

➤ Impulsivität bei mindestens zwei potentiell selbstschädigenden Aktivitäten wie z. B. Geldausgeben, Sexualität, Substanzmittelmissbrauch, Ladendiebstahl, selbstmanipulierte Krankheiten, Fressanfälle und Erbrechen, rücksichtsloses Autofahren ...

➤ Instabilität im affektiven Bereich, z. B. ausgeprägte Stimmungsschwankungen von der Grundstimmung zu Depression, Reizbarkeit oder Angst.

➤ Übermäßige Wut oder Unfähigkeit, die Wut zu kontrollieren.

➤ Wiederholte Suiziddrohungen, -andeutungen, -versuche oder andere selbstverletzende Verhaltensweisen.

➤ Ausgeprägte und andauernde Identitätsstörung, die sich in Form von Unsicherheit in mindestens zwei der nachfolgenden Lebensbereiche manifestiert:

Dem Selbstbild, der sexuellen Orientierung, den langfristigen Zielen von Berufswünschen, in der Art der Freunde oder Partner, oder den persönlichen Wertvorstellungen.

➤ Chronisches Gefühl der Leere oder Langeweile.
➤ Verzweifeltes Bemühen, ein reales oder imaginäres Alleinsein zu verhindern.
➤ Vorübergehende, durch Stress ausgelöste dissoziative Symptome.

Rechnerisch ergeben sich hiermit 256 verschiedene Kombinationsmöglichkeiten.

Quelle: www.borderlinekunst.de, 2006

Bedenkt man zusätzlich noch die weitgefasste Natur der einzelnen Kriterien, von denen wohl jeder Mensch schon irgendwann einmal mindestens drei an sich selbst beobachtet hat, so wird langsam deutlich, dass die Chance kein Borderliner zu sein, rechnerisch etwas knapp wird.
Betrachtet man als nächstes, dass bei nur vier statt fünf erfüllten Kriterien keine Borderline-Störung vorliegt, dann sind die Borderliner von den Nicht-Borderlinern kaum nennenswert entfernt. Dies ist aber nur reine und zum Teil spöttische Theorie. Das diagnostische Manual und die darin beschriebenen Symptome erfüllen schon ihren Sinn und dienen dazu, ein Krankheitsbild zuordnen zu können, es zu erkennen und zu benennen. Dennoch ist es keine geeignete Grundlage, um eine Krankheit zu verstehen oder eine Therapie darauf zu entwerfen.

Trigger („triggern"):
Englische Bedeutung für Auslöser. Beschrieben wird mit dem Wort das plötzliche Abkippen der eigenen Stimmung, ausgelöst durch Erinnerungen, Bilder, Worte, Szenen, Gerüche o.ä. Womöglich tut sich ein seelischer Abgrund auf, was bestimmte Handlungen nach sich ziehen kann.

Flashback:
(englisch, blitz(artig) zurück, sinngemäß übersetzt etwa Wiedererleben oder Nachhallerinnerung) ist generell ein Wiedererleben früherer Gefühlszustände und kann durch Schlüsselreize, sprich Trigger hervorgerufen werden. Dabei fühlt sich die Person für kurze Zeit in die erlebte Situation zurück versetzt, bzw. erlebt sie erneut.

Dissoziation („dissoziieren"):

Es gibt unterschiedliche dissoziative Erscheinungen, die mit unterschied-licher Intensität verlaufen.

Die hier im Buch aufgeführten Phänomene beziehen sich auf:

1. Depersonalisation: Hierbei handelt es sich um eine Veränderung der Selbstwahrnehmung. Der Betroffene fühlt sich fremd im eigenen Körper, beobachtet sich von außen. Dabei reagieren die Personen völlig angemessen auf ihre Umwelt. Allerdings können Sinneswahr-nehmungen oder auch Körpergefühle gestört sein.

2. Derealisation: Dabei wird durch ein Gefühl der Unwirklichkeit die Umwelt als fremd oder verändert wahrgenommen. Sowohl Deper-sonalisation als auch Derealisation sind selten für sich. Meist treten sie als ein Symptom anderer Störungen auf, zum Beispiel im Zusam-menhang von Panikattacken, posttraumatischen Belastungsstörun-gen oder der Borderline-Persönlichkeitsstörung.

3. Dissoziative Amnesie: Der betreffenden Person fehlen wichtige Erin-nerungen zur eigenen Geschichte, weit über das Maß der normalen Vergesslichkeit hinaus.

EMDR:

Eye Movement Desensitization and Reprocessing (in der internationalen Abkürzung EMDR) ist eine traumabearbeitende Psychotherapiemethode. Bei dieser Therapieform versucht der Therapeut mit Hilfe von Ohrgeräu-schen oder Augenbewegungen, welche das Gehirn bilateral (zweiseitig) stimulieren, die traumatisierenden Ereignisse wieder in das Bewusstsein zu locken um im Anschluss Verarbeitungsprozesse im Gehirn anzuregen.

DBT:

Die Dialektisch Behaviorale Therapie ist ein von der amerikanischen Psychologie-Professorin, Klinikleiterin und Selbstbetroffenen Marsha M. Linehan entwickeltes Therapiemodell und -konzept zur Behandlung der Borderline-Persönlichkeitsstörung.

Die Aufgabe des Therapeuten ist es, eine Balance zu finden, zwischen Strategien des Verstehens und Wertschätzens eines Problems und des-sen Veränderung.

Neben umfangreichen verhaltenstherapeutischen Behandlungsinterven-tionen bilden Elemente von humanistischen und körperorientierten The-rapieformen, Gestalttherapie, Hypnotherapie, Betrachtungsweisen und Übungen aus dem Zen-Buddhismus die Grundlagen der Behandlung.

Familienaufstellung:

Die Familienaufstellung ist eine Methode der Selbsterfahrung, welche die Möglichkeit bietet, mit den lebensfördernden Kräften, die es in jeder Familie gibt, in Kontakt zu kommen. Man wählt, allein vom Gefühl geleitet, für sich und die übrigen Mitglieder seiner Familie Stellvertreter aus der Gruppe aus und stellt diese im Raum in Beziehung zueinander auf. Mit diesem ‚Auf-stellen' entfaltet sich das eigene innere, meist unbewusste Bild der Familie.

Die Gefühle und Körperempfindungen der Stellvertreter während der Aufstellung geben oft auf eine erstaunlich authentische Weise die Situation des betreffenden Familienmitglieds und der in dieser Familie wirkenden Kräfte wieder.

Stellvertreter erleben in der Aufstellung oft intensive Gefühle von Liebe, Trauer oder Wut ebenso wie ausgeprägte körperliche Empfindungen wie Hitze, Taubheit, Schmerzen oder Leichtigkeit – all das ohne vorherige Information über die Person, die sie vertreten. Es scheint so, dass die Stellvertreter durch den Akt des Aufstellens zu ‚Medien' für Erfahrungen unbekannter anderer Menschen werden, von denen sie auf eine gefühls-haft-körperliche Weise ‚wissen' und an deren Schicksal sie für die Dauer der Aufstellung teilhaben. Über dieses Erleben der Stellvertreter können die in einer Familie im Guten wie im Schlimmen wirkenden Kräfte in einer Aufstellung ans Licht kommen und vielleicht erstmals bewusst wahrgenommen werden.

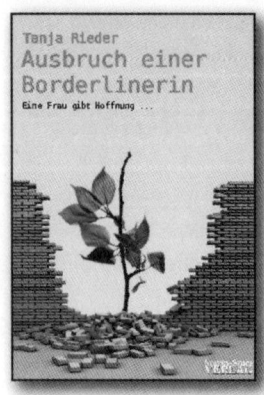

T. Rieder
Ausbruch einer Borderlinerin
Eine Frau gibt Hoffnung

96 Seiten, broschiert
ISBN 978-3-939586-0-4
13,80 €

Tanja wacht auf, neben ihr ein Gummisessel und eine verkratzte weiße Wand. Sie erinnert sich wieder an die Geschehnisse der letzten Tage: Angstzustände, Panikattacken, innere Leere, der Griff zur Schere, der Anruf beim Psychiater, Schreien, Toben, unbändige Wut. Schließlich die Einweisung in die geschlossene Abteilung der psychiatrischen Klinik. Es ist nicht das erste Mal.

Tanja Rieder, damals 26 Jahre alt, Ehefrau und zweifache Mutter, erhält die Diagnose Borderline-Persönlichkeitsstörung. Geprägt von inneren Spannungen, extremen Stimmungsschwankungen, schweren Depressionen bis hin zu Selbstverletzungen, wirken ihre Verhaltensmuster, wie die anderer Betroffener, oftmals paradox. Rückblickend schildert die Autorin ihre Erlebnisse und Erfahrungen mit dem Borderline-Syndrom, die sie selbst und ihre sozialen Beziehungen beinahe zerstörten. Sehr persönlich beschreibt Frau Rieder die Höhen und Tiefen der Krankheit, den langen Leidensweg, den sie und ihre Angehörigen seit ihrer frühen Jugend gehen mussten - und die ersten Schritte in ein normales Leben. Den schwierigen Ausbruch aus ihrer Krankheit dokumentieren Tagebucheinträge, Briefe Angehöriger und Gutachten ihres langjährigen Psychiaters.

Ziel der Autorin ist es, andere Betroffene zu ermutigen, sich mit ihrer Krankheit auseinanderzusetzen und zu lernen, damit umzugehen. Das Buch soll Mut machen und Betroffenen dabei helfen, sich selbst besser zu verstehen.

Tanja Rieders autobiographische Erzählung ist ein schonungsloser Selbsterfahrungsbericht über eine zerstörerische Krankheit. Doch nicht zuletzt gibt sie Hoffnung, der Borderline-Spirale zu entkommen. Dies ist die Geschichte einer Frau, die es geschafft hat!

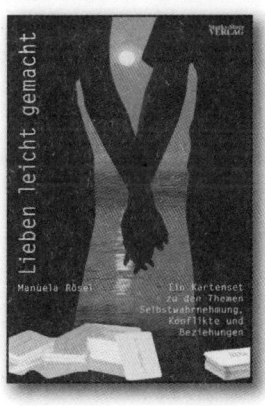

Manuela Rösel
Lieben leicht gemacht
Ein Kartenset zu den Themen
Selbstwahrnehmung, Konflikte
und Beziehungen

140 Bedürfnisskarten,
4 Gefühlsauflistungen, Begleitbuch
ISBN 978-3-939586-07-4,
19,90 €

Missverständnisse und Probleme in Beziehungen entstehen, weil wir nicht angemessen miteinander kommunizieren.

Wir erwarten vom Partner, dass er unsere Bedürfnisse, sogar unausgesprochene, erfüllt. Gleichzeitig bemühen wir uns, es dem Partner Recht zu machen. Dabei stellen wir oft unsere eigenen Wünsche auf Kosten unserer Individualität zurück. Die Folgen sind Enttäuschung und Frustration im Umgang miteinander.

Um eine erfüllte Beziehung zu führen, ist es wichtig, wieder zum eigenen Selbst und den persönlichen Werten zu finden sowie der Falle gegenseitiger Schuldzuweisungen zu entfliehen. Voraussetzung dafür sind das Erkennen und Achten unserer eigenen Bedürfnisse und Gefühle. Erst, wenn wir diese wahrnehmen und anerkennen, werden wir auch die unseres Partners annehmen können und in der Lage sein, eine befriedigende Beziehung zu leben.

Die psychologische Beraterin und Bestsellerautorin von „Wenn lieben weh tut" Manuela Rösel gibt, inspiriert von Marshall M. Rosenberg, dem Begründer der „Gewaltfreien Kommunikation", Tipps und Einsichten aus ihrer praktischen Arbeit. Mit dem von ihr entwickelten und in der Praxis erfolgreich erprobten Kartenset erhalten Sie wertvolle Erkenntnisse darüber, was Ihnen und Ihrem Partner wirklich wichtig ist. Sie lernen einen behutsamen Umgang mit sich selbst und Ihrem Partner mit dem Ziel des gegenseitigen Verstehens und gemeinsamen Wachsens.

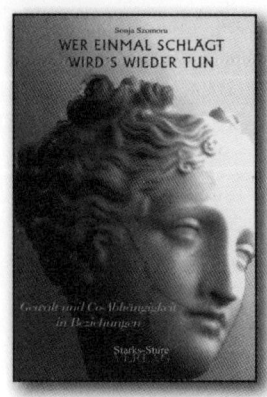

S. Szomoru
Wer einmal schlägt, wird's wieder tun
Gewalt und Co-Abhängigkeit in Beziehungen

120 Seiten, broschiert
ISBN 978-3-9809496-8-2
12,90 €

Dieses Buch richtet sich an Partnerinnen und Partner, die in einer Beziehung leben, die von häuslicher Gewalt geprägt ist.

Trotz Aufklärung, Emanzipation und dem scheinbar freiheitlichen Denken unserer heutigen Gesellschaft, spielt sich hinter verschlossenen Türen eine erschreckend hohe Zahl an gewalttätigen Dramen ab. Alle gesellschaftlichen Schichten sind betroffen und es scheint, dass sich in Deutschland dieses Thema zu einem Tabu entwickelt hat, denn alle verschließen davor die Augen.

Besonders Betroffene sind von Scham- und Angstgefühlen überwältigt und geraten mit der Zeit in einen Teufelskreis, indem die Hilflosigkeit immer größer wird. Das Buch „Wer einmal schlägt, wird's wieder tun" richtet sich an Partnerinnen und Partner, die in einer Beziehung leben, die von häuslicher Gewalt geprägt ist und die einen Ausweg aus dieser destruktiven Situation suchen. Es bietet Aufklärung zum Thema häusliche Gewalt und fördert das Verständnis für sich selbst und gibt somit Hilfsangebote, sich aus der Gewalt zu lösen.

Alle Titel lieferbar über den Buchhandel oder direkt beim Verlag portofrei und gegen Rechnung unter bestellungen@starks-sture-verlag.de
Starks-Sture Verlag, Sonnenstraße 12, 80331 München
www.starks-sture-verlag.de